SCLÉROSE UTÉRO-ANNEXIELLE

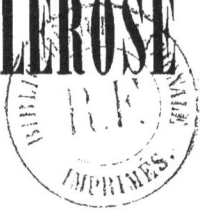

EN DEHORS

DE LA MÉNOPAUSE

PAR

ROUX DE BRIGNOLLES

CHIRURGIEN EN CHEF DES HOPITAUX DE MARSEILLE

PARIS

VIGOT FRÈRES, ÉDITEURS

23, PLACE DE L'ÉCOLE-DE-MÉDECINE, 23

1909

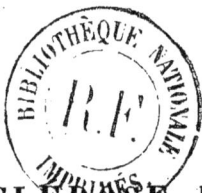

SCLÉROSE UTÉRO-ANNEXIELLE

EN DEHORS

DE LA MÉNOPAUSE

SCLÉROSE UTÉRO-ANNEXIELLE

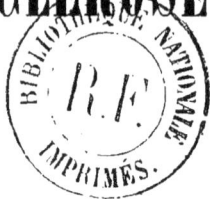

EN DEHORS

DE LA MÉNOPAUSE

PAR

ROUX DE BRIGNOLLES

CHIRURGIEN EN CHEF DES HOPITAUX DE MARSEILLE

PARIS

VIGOT FRÈRES, ÉDITEURS

23, PLACE DE L'ÉCOLE-DE-MÉDECINE, 23

1909

SCLÉROSE UTÉRO-ANNEXIELLE

EN DEHORS

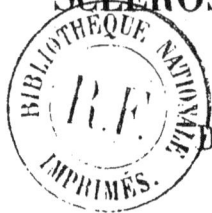

DE LA MÉNOPAUSE

La sclérose se manifeste dans l'appareil utéro-annexiel, comme dans tous les points de l'organisme, par des modifications profondes et définitives de la structure interne des organes consécutives à des troubles circulatoires répétés et progressifs. Mais, tandis que la sclérose est le plus souvent ailleurs une manifestation de sénilité, ici, bien que fréquente au déclin de la vie génitale de la femme, à la ménopause, elle se rencontre aussi souvent peut-être dans la période d'activité des organes génitaux, créant ainsi toute une classe d'affections intéressantes par elles-mêmes, par leurs conséquences, par l'âge des sujets atteints ; c'est cette variété seule qui fera l'objet de cette étude, la sclérose de la ménopause étant parfaitement étudiée et décrite.

Appelés à des fonctions multiples, vie de relation, reproduction, sécrétion interne, l'utérus et les annexes doivent avoir une circulation particulièrement riche et surtout régulière ; s'il se produit une congestion extra-physiologique active ou passive, l'appareil souffre et réagit ; si l'épine irritative continue son action, si un retour en arrière ne se produit pas rapidement, la congestion chronique s'établira ; c'est le premier pas vers la sclérose.

Si nous la décrivons aujourd'hui, ce n'est pas que l'affection soit rare, ou mal connue ; sa fréquence est telle que le nombre des ovaires scléreux a été estimé à 16 % par Patenko, et que Pozzi, à cause de cette fréquence, ne les considère pas toujours comme pathologiques, se rapprochant ainsi de l'opinion de Nagel, Olshausen, Ziegler, Léopold, qui en font des ovaires physiologiques. Pour nous, comme pour Rokitansky, Wirchow, Rindfleisch, Beizel, Hegar et Kaltenbach, Martin de Berlin, Fraikin, en France, l'ovaire scléro-kystique est un ovaire malade à des degrés différents, et si au lieu de s'attacher à décrire des lésions isolées de cet organe, on avait mieux étudié les altérations causées par le processus scléreux sur l'appareil utéro-ovarien tout entier, les divergences d'opinion auraient cessé. Cette conception d'une attaque générale de l'ensemble des organes génitaux par la sclérose doit être, à nos yeux, l'idée directrice de son étude. Nous reprocherons, d'autre part, à nos devanciers, de n'avoir vu qu'une portion (très importante sans doute) de la pathogénie de la sclérose et d'avoir laissé dans l'ombre des facteurs étiologiques de tout premier ordre.

Considérée, comme nous croyons qu'elle le mérite, c'est-à-dire comme une affection entraînant, si elle n'est enrayée à temps, des altérations profondes de la constitution intime de l'utérus et des annexes, des troubles fonctionnels d'organes de très grande importance, la sclérose utéro-ovarienne mérite mieux qu'une simple mention dans les traités de gynécologie; elle demande qu'on en fasse une étude complète et approfondie.

SYMPTOMES

La conception étiologique de la sclérose utéro-ovarienne fait pressentir certains caractères généraux; résultat direct de phénomènes congestifs répétés, on la rencontrera dans la période d'activité fonctionnelle de l'appareil génital, c'est-à-dire chez la femme jeune, moins souvent chez la jeune fille parce qu'exposée à l'action d'agents pathogènes plus restreints, plus fréquemment chez la femme parce que chez celle-ci des agents d'infection plus nombreux se sont surajoutés aux premiers. Ces phénomènes congestifs, exerçant leur action sur un appareil doué d'une sensibilité exquise, y produiront des troubles de cette sensibilité, en même temps que des troubles circulatoires. Ce seront là les symptômes primordiaux que nous allons rencontrer dans la symptomatologie de la sclérose utéro-annexielle.

Douleurs. — C'est l'élément qui domine le tableau clinique de cette affection; importante pour fixer le diagnostic, comme pour décider du traitement, elle se présente sous des formes multiples : continue ou discontinue, à siège fixe et localisation limitée ou à irradiation à distance accompagnant ou non la période menstruelle. La sclérose s'établit par poussées successives, les phénomènes douloureux qu'elle provoque se développeron par une progression parallèle, qui n'a rien du début à grand fracas que l'on rencontre dans d'autres lésions des annexes accompagnées aussi de phénomènes douloureux. Lors des premières manifestations de son affection, la malade aura ressenti des tiraillements, des brûlures, des piqûres dans la région ovarique, une douleur sourde, continue ou non, une sensation de pesanteur (Lée) ou de torsion, de broiement. On aura cru à la dysménorrhée sans y attacher d'importance, comme si la dysménorrhée des jeunes filles surtout n'était pas bien souvent la première manifestation de la tuberculose inflammatoire de l'organe. Après un temps variable de rémissions et de rechutes, les phénomènes morbides ont changé de caractère et augmenté d'intensité ; la douleur, qui ne se manifestait au début qu'au moment des règles, continue à se faire sentir dans la période intermenstruelle ; l'arrivée du flux se fait bien encore avec des crises accompagnées de vomissements, de diarrhée, de syncopes avec pouls filiforme et facies hippocratique, avec des phénomènes de péritonisme ; mais, tandis que dans les premières atteintes tout rentrait dans l'ordre, après l'arrivée des règles, dans cette période d'affection confirmée, la malade continue à souffrir. La pesanteur du petit bassin du début se transforme facilement en violentes douleurs lombaires, sous l'influence de la moindre fatigue, ou même spontanément. La pression légère sur la région ovarique éveille cette douleur exquise de Glénard qui peut, parfois, provoquer la syncope : il y a du ténesme vésical et rectal. Sous l'influence du mouvement ou du fonctionnement des organes voisins, rectum, vessie, etc... il se produit des exacerbations brusques, qui font de la vie de la malade un véritable martyre.

La douleur, qui n'a jamais complètement cessé, prend une acuité significative à époques fixes, ordinairement dix à quatorze jours avant le retour de la période. Au moment où se produit cette crise intermenstruelle (Mitelschmerz) la malade ressent, dans tout le petit bassin une douleur suraiguë qui l'étreint brusquement, sans prodromes, sans avertissement, quelle que soit l'occupation à laquelle elle se livre (nous avons vu la crise se manifester pendant le repos horizontal, dans le bain, etc...) La régularité d'apparition des phénomènes douloureux est telle qu'une de nos opérées, nous suppliait de devancer l'opération d'un jour, sachant que la crise se produirait inévitablement le lendemain. La sensation douloureuse rappelle celle que détermine la torsion d'un organe abdominal.

Donc régularité dans l'époque de l'apparition, invasion brusque, acuité intense, telles sont les caractéristiques de la douleur inter-menstruelle (Obs. n° 1).

En somme les rapports des phénomènes douloureux et de la fonction menstruelle sont les suivants : deux périodes d'exacerbation douloureuse très nettes correspondant, l'une, que nous venons de décrire, au moment de la ponte intermenstruelle, l'autre accompagnant le flux et pouvant se présenter soit sous forme de coliques, de névralgies lombo-abdominales (migraine utérine de Labadie-Lagrave), soit sous forme de douleurs gravatives, avec pesanteur du petit bassin, sensibilité ovarienne, ténesme vésical et rectal : c'est la dysménorrhée congestive. Entre les deux une légère détente n'allant pas jusqu'à l'arrêt complet. En dehors de la menstruation, d'autres influences peuvent provoquer des réactions douloureuses ; parmi celles-ci nous citerons les déplacements ovariques.

L'action du prolapsus ovarique varie suivant que cet organe est ou non enflammé : dans le deuxième cas, libre de toute adhérence il est facile à réduire, bien que le moindre toucher provoque une douleur aiguë. Dans ces prolapsus, qui sont, en général, ceux de petits ovaires scléreux, la sensation caractéristique est celle de piqûres très aiguës. Au contraire, lorsque par suite d'un travail inflammatoire, développé sur la surface de l'ovaire, il s'est établi des adhérences entre cet organe et les organes voisins, la douleur change de caractère, l'ovaire retenu par ses adhérences, et tiraillé par l'organe auquel il est accolé, donne

---

Obs. 1. — J. S.. , journalière, 24 ans, début de l'affection six mois après un accouchement normal ayant eu lieu deux ans auparavant. Douleurs continues, mais exagérées aux périodes menstruelles, celles-ci sont irrégulières : dans l'intervalle, leucorrhée. Douleurs intermenstruelles caractéristiques. Les phénomènes douloureux ne sont calmés que par l'application sur l'abdomen d une vessie de glace, qu'elle n'a plus voulu quitter *depuis dix-huit mois !* A l'examen, utérus gros, peu mobile ; douleurs dans les culs-de-sac, ovaires kystiques, trompes légèrement gonflées et douloureuses. Dans l'intervention (hystérectomie) faite le 1er mars 1905, nous avons constaté qu'ovaires et trompes présentaient les lésions classiques de la sclérose annexielle, et que l'utérus augmenté de volume avait pris la consistance fibromateuse.

une sensation de douleur gravative avec redoublements paroxystiques (Obs. nos 2 et 3).

Dans le cas d'ovaire prolabé, le siège de la douleur est, en général, de localisation aisée ; il n'en est pas toujours ainsi, car on n'a pas, comme dans l'appendicite, une zone facile à établir, et la douleur ovarienne est susceptible de prendre une intensité telle qu'elle rayonne même fort loin, et dans cette zone, si étendue d'irradiation douloureuse, il est parfois difficile de localiser exactement le siège du mal. Toutefois il est un certain nombre de localisations classiques qu'il convient de rappeler. Bouilly place le maximum de la douleur de l'ovarite en un point situé sur le milieu de la ligne qui joint l'épine iliaque antéro-supérieure à la symphyse pubienne, trois doigts au-dessus de l'arcade : unilatérale si un seul ovaire est pris, cette douleur devient bilatérale dans le cas d'envahissement des deux. Un maximum de douleur sur la ligne médiane, au-dessus du pubis, est le signe de la métrite qui coexiste toujours plus ou moins avec la sclérose ovarique. Mais la douleur localisée au point de Bouilly ne se cantonne pas là : elle s'irradie au contraire fort loin : régions lombaire et sacrée, partie interne et supérieure des articulations sacro-iliaques (Bouilly), membres inférieurs, périnée, anus et

Obs. 2. — F. S..., journalière, 23 ans, sans passé utérin, accuse depuis quelque temps une douleur violente dans la fosse iliaque gauche. L'utérus et les annexes droites ne présentent rien de particulier ; à gauche, ovaire très douloureux au toucher, volumineux, fixé au Douglas. Opération, le 22 mai 1903. A l'examen des organes pelviens nous constatons que l'ovaire droit est sain, le gauche micro-kystique est prolabé dans le Douglas et très adhérent par sa face externe, la trompe présente peu de lésions. En somme, le processus scléreux a porté sur l'ovaire, et les douleurs si vives de la malade étaient produites par des adhérences fixant cet ovaire en position vicieuse.

Obs. 3. — S. M..., ménagère, 28 ans, paludéenne, réglée à 11 ans, trois grossesses normales, éprouve depuis un an des douleurs pendant la période menstruelle, pas de phénomènes généraux. Entre à l'hôpital le 11 septembre 1902, demandant un soulagement aux douleurs intenses qu'elle éprouve. L'état général est bon, le ventre souple, les culs-de-sac latéraux sont douloureux au toucher; le postérieur est occupé par une petite tumeur non mobilisable, très douloureuse, l'utérus est en bonne position. Le diagnostic est celui de sclérose annexielle avec ovaire droit fixé par des adhérences. Hystérectomie le 16 septembre, trompes grosses, ovaires volumineux, adhérents et polykystiques. A droite, un kyste du volume d'une grosse noix fixé dans le Douglas et difficile à mobiliser, péritonisation et drainage ; sortie guérie les premiers jours d'octobre, depuis, la guérison s'est maintenue parfaite.

coccyx. Assez souvent, par un phénomène sympathique que nous ne ferons que mentionner, il se développe des névralgies dans des parties du corps éloignées de la région ovarique ; parmi celles-ci, une des plus fréquentes est la névralgie intercostale (Bassereau). Parfois, la douleur affecte de provenir d'une annexe alors que c'est celle du côté opposé qui est atteinte : c'est la douleur paradoxale de Labadie-Lagrave. Dans nos observations, nous trouvons que le plus souvent, dans cette forme paradoxale, la douleur siège à gauche, alors que la lésion est plus avancée à droite. Le retentissement douloureux sur les organes voisins entraîne des troubles de la miction, arrêt complet chez une de nos malades, augmentation de fréquence chez d'autres. Du côté du rectum, nous avons des phénomènes analogues. Les Anglais se servent du mot *dyschezia* pour caractériser la douleur, pendant la défécation, et provoquée par le déplacement anormal de l'ovaire dans le Douglas. Enfin, Terrillon signale la production de phénomènes douloureux dans la région iliaque droite, à l'union du cæcum et du côlon ascendant, et qui se manifestant trois heures après les repas, seraient dus à des adhérences de l'appendice et des annexes.

En recherchant les adhérences autour de l'utérus, des trompes et des ovaires, on arrivera souvent à établir la cause locale de la persistance des douleurs intenses appelées souvent grandes névralgies pelviennes (Obs. n° 4). Lejars (*Diagnostic et traitement des accidents dus aux adhérences et aux brides péritonéales,* Semaine médicale, 22 mars 1903) écrit : « Dans la plupart des « infections utéro-annexielles, la douleur est fonction d'adhé- « rence. » Il décrit une forme pelvienne caractérisée par des douleurs du bassin, des fosses iliaques ou de la région sacrée, qui reviennent par crises surtout au moment des règles, et que l'examen local n'explique pas. C'est aux reliquats d'une pelvi-péritonite ancienne, légère, parfois méconnue et oubliée ; à quel-

---

Obs. 4. — C..., 32 ans, 7 mai 1906, a subi antérieurement pour pyosalpinx une colporraphie, à la suite de laquelle les douleurs n'ont fait que s'accroître. L'utérus est immobilisé ; à gauche, une masse adhérente à la matrice composée de l'ovaire et de la trompe réunis par des adhérences, à droite, ovaire volumineux et à surface mamelonnée, la progression des phénomènes douloureux que l'on ne peut soulager, décide l'intervention. Hystérectomie subtotale, utérus scléreux, à gauche un kyste intra-ligamenteux très adhérent à l'ovaire et à l'utérus; sclérose très avancée de l'ovaire ; à droite, trompe saine, ovaire polykystique.

ques adhérences péri-annexielles et péri-utérines (Obs. n°5), qu'il faut rapporter, dans un bon nombre de cas, ces douleurs persistantes, pseudo-névralgies pelviennes. Annexes et utérus sont d'ailleurs sains, l'infection initiale a passé sans laisser de traces durables autres que les adhérences, et c'est aux adhérences seules que l'intervention pourra et devra s'adresser. Il y a là, croyons-nous, une erreur, l'infection initiale a disparu sans doute, mais outre les adhérences, elle a laissé, après elle, une sclérose en évolution dont la première étape s'est faite avec éclat pendant la congestion de l'organe et qui continue progressivement son action néfaste, agissant elle aussi comme agent provocateur des phénomènes douloureux. Comme nous le verrons en anatomie pathologique, le tissu de sclérose ayant envahi surtout la région péri-folliculaire de l'ovaire où les fibres nerveuses sont le plus développées, enserre, comprime les terminaisons nerveuses intra-ovariennes.

De toutes les considérations qui précèdent il nous paraît résulter que les caractères particuliers que prennent les phénomènes douloureux dans le développement de la sclérose utéro-annexielle sont tels que, s'ils ne peuvent être considérés comme un signe absolument pathognomonique de la lésion, ils n'en constituent pas moins un élément de première importance dont nous aurons à tenir le plus grand compte tant dans le diagnostic que dans le pronostic, et surtout pour la direction du traitement (Obs. n° 6).

Obs. 5. — P. E..., 18 ans. Accouchement l'année précédente, depuis trois mois, apparition de phénomènes douloureux avec fièvre qui se prolongent jusqu'à son entrée à l'hôpital. Au toucher l'utérus est bas, les culs-de-sac effacés, trompes volumineuses. L'ensemble de l'appareil montre qu'il a été le siège de poussées antérieures de péritonite adhésive. Le 28 janvier 1907 hystérectomie abdominale totale, l'utérus est un peu augmenté de volume, dur, les ovaires sont scléro-kystiques à lésions typiques. L'utérus adhère à l'intestin, et en détachant ces adhérences, on dénude une anse intestinale dont la tunique externe est endommagée pendant cette manœuvre. Nous réséquons un morceau d'épiploon que nous greffons sur la surface intestinale, et que nous fixons par quelques points séparés, drainage vaginal. Guérie le 4 mars.

Obs. 6. — P. M..., couturière, 33 ans, créole, réglée à 8 ans 1/2, régulièrement, avortement au troisième mois à 18 ans à la suite d'un traumatisme, puis deux accouchements normaux. Depuis un an, règles prolongées et douloureuses, en mai 1901, hémorragies qui la conduisent à l'hôpital où elle subit un curettage. Elle en sort le 5 juillet, perdant un peu moins et souffrant davantage. De cette époque jusqu'au 22 septembre les douleurs sont presque continues ; mais à cette dernière date, elles prennent un tel caractère d'acuité, qu'elles forcent la malade à se faire de nouveau hospitaliser. Pas

Troubles de la menstruation. — Parmi ceux-ci, ceux qui attirent le plus l'attention sont sans contredit les hémorragies. Elles reconnaissent pour origine les modifications vasculaires et les phénomènes congestifs résultant de la crise organique subie par l'utérus et les ovaires. Sous l'influence du processus scléreux, les parois de la matrice ont subi une dégénérescence très marquée et sont dissociées par de nombreux éléments élastiques et fibreux. Dès lors, les vaisseaux ne sont plus entourés par un tissu musculaire continu, susceptible en se contractant d'oblitérer leur lumière lorsqu'ils saignent et d'arrêter l'issue du sang.

D'autre part, certaines formes d'ovarite scléreuse constituent des agents provocateurs d'hémorragies particulièrement intenses, à tel point que Tait attribuait à la sclérose ovarienne les métrorragies de certains fibromes.

Il n'est pas jusqu'aux adhérences qui ne soient appelées à jouer un rôle dans la production des troubles hémorragiques. Dans le cours d'une laparotomie, tout chirurgien qui, à l'incision du péritoine pariétal, voit la séreuse rouge et saignante, sait qu'il va trouver dans le petit bassin des adhérences, manifestation de l'état congestif des organes qui y sont contenus.

Une autre cause d'hémorragie, que nous rencontrons chez les névropathes réside dans l'exagération des phénomènes qui produisent la menstruation. Normalement, durant la période menstruelle, il existe une hypertrophie et un œdème congestif de la muqueuse utérine (Léopold), avec issue de globules rouges par diapédèse et rupture du réseau vasculaire superficiel (de Sinety). Les troubles neuro-vasculaires (Richelot) particuliers à certaines scléreuses ont simplement pour effet, en exagérant

de température, de la constipation et quelques vomissements, le ventre est très douloureux à gauche, l'utérus volumineux à col gros, dans le Douglas et dans le cul-de-sac latéral gauche existe une tuméfaction dure, très douloureuse, difficile à mobiliser. Après un examen pratiqué le 30, la fièvre s'allume et des phénomènes réactionnels se manifestent. L'emploi de la glace amène un peu de calme et l'opération est faite à froid le 20 octobre. L'utérus en rétro-flexion complète est fixé par des adhérences extrêmement solides dans le Douglas; après les avoir rompues avec peine, nous pouvons redresser la matrice; la trompe et l'ovaire gauches sont bridés par des adhérences, la trompe est congestionnée, augmentée de volume, tordue sur son axe ; l'extrémité externe est fortement reportée en arrière et en dedans; l'ovaire micro-kystique adhère fortement aux tissus néoformés qui l'entourent, ovaire et trompe droits normaux : extraction des annexes gauches et fixation de l'utérus en position normale par plissement du ligament large gauche, suites normales, guérison parfaite.

ces conditions, de produire la ménorragie. Ne tenant compte que de deux grands facteurs hémorragipares, nous dirons que les hémorragies dans la sclérose ont deux principales origines, l'une ovarique, l'autre utérine.

Il y a de nombreuses variations dans le retour des règles; elles sont avancées ou plus rarement retardées; dans ce cas, elles s'accompagnent en général de coliques utérines violentes suivies d'expulsion de caillots : ce sont elles surtout que l'on rencontre dans les formes douloureuses. Le flux lui-même peut varier, caillots ou sang liquide. Nous insisterons surtout sur les modifications dans leur durée parfois telle que comme dans certains fibromes il n'y a entre la fin d'une période et le début de la suivante que quelques jours de répit. Ces formes correspondent en général à une altération kysto-hématique de l'ovaire (Obs. n° 7). Les *malades* qui en sont atteintes présentent des ovaires polykystiques à teinte brune, à contenu séro-hématique et hématique, formes dont l'importance n'est pas à démontrer, car nous savons qu'elles peuvent conduire à l'hématosalpinx et par lui à l'inondation péritonéale (Jayle), à l'hématocèle (Rousseau) (Obs. n° 8).

Obs. 7. — O. V..., 23 ans, réglée à 13 ans, mariée à 15 1/2, un an après, accouchement normal, à 19 ans, apparition des premiers troubles hémorragiques accompagnés de violentes douleurs abdominales que ne calme aucun traitement et que le repos horizontal n'atténue pas. La douleur devient angoissante, et quand nous voyons la malade en octobre 1906, rien ne peut la calmer ; la température s'élève à peine de quelques dixièmes pendant les crises douloureuses. L'utérus est fixé en antéflexion, l'ovaire gauche dans le Douglas, volumineux, douloureux et fixe, le droit en position normale, gros, kystique. L'écoulement de sang est constant mais peu abondant. Nous pensons à une sclérose avec kystes hématiques. L'hystérectomie est faite le 10 novembre, l'ovaire gauche est polykystique avec deux kystes hématiques du volume d'une cerise, le droit moins atteint présente plusieurs microkystes de même nature.

Obs. 8. — C. S..., ménagère, toujours mal réglée, deux accouchements antérieurs, c'est depuis le dernier que la malade éprouve de violentes douleurs abdominales, avec maximum dans la fosse iliaque gauche. En avril 1904, premières manifestations hémorragiques, qui se produisent avec redoublement de douleurs, ayant une répercussion intense sur le tube digestif ; la défécation est particulièrement douloureuse. A son entrée à l'hôpital, cette malade continue à perdre et à souffrir. Les dernières règles ont été marquées par des phénomènes douloureux d'une acuité extrême, qui ont diminué peu à peu sous l'influence de la glace, sans cependant s'atténuer d'une manière très sensible. Le flux menstruel, moins abondant que de coutume, se continue par une sorte de suintement intermittent. L'abdomen est douloureux, météorisé, l'utérus volumineux et fixe. Une tumeur grosse, réni-

Les ménorragies englobent ces états pathologiques que l'on a nommés à tort métrites hémorragiques, nom commode pour la classification d'après un symptôme, mais ne répondant à aucune entité morbide, et comprenant une foule d'affections disparates parmi lesquelles la sclérose occupe un rang important (Obs. n° 9).

Une variété plus caractéristique est celle-ci : le début des règles se fait avec ou sans douleur, mais le flux menstruel s'arrête au bout d'un jour ou deux, et après deux ou trois jours de répit, il s'établit un léger écoulement qui, sans douleur, va durer un temps plus ou moins long, quinze jours en moyenne. C'est un écoulement continu mais peu abondant en général, comparable à celui que Puech décrit dans l'hématosalpynx sous le nom d'aménorrhée distillante. Le propre de ces hémorragies (qui appartiennent aux arthritiques nerveuses) est d'être rebelles aux divers traitements; elles ne s'atténuent nullement et souvent même s'exaspèrent par le repos, qui, chez les femmes à nutrition retardante, favorise la congestion du petit bassin et réalise l'*œdème utérin hypostatique*. Quant à la curette, nous verrons plus tard qu'elle est impuissante contre cette forme de métrorragie. L'écoulement n'est pas en général très abondant ; quelquefois cependant, dans la première période, il prend une importance très grande : c'est quand il est causé par des kystes hématiques.

Chez d'autres malades la ponte menstruelle amène la production d'un second molimen décrit par Stapfer et Batuaut qu'on pourrait appeler molimen pathologique. Il commence dix, quinze jours après le début des règles et se termine, soit par une petite hémorragie qui peut mettre fin à la poussée congestive, soit par

tente, mal limitée remplit le Douglas : c'est en somme l'ensemble des signes physiques de l'hématocèle, et en rapprochant ceux-ci de l'histoire de la malade nous croyons à une sclérose avec kyste hématique, envahissement de la trompe et rupture tubaire. En effet, lors de l'hystérectomie (juillet 1904) nous avons trouvé la trompe droite rompue, garnie de caillots et accolée à un ovaire déformé, à kyste hématique rompu : l'ovaire gauche microkystique présente également des loges hématiques, hystérectomie, drainage, suites normales.

Obs. 9. — X..., présenta à plusieurs reprises des hémorragies durant deux mois. L'élimination de toute autre cause possible et l'existence d'un processus scléreux nous firent poser le diagnostic d'ovarite kystique hémorragipare, diagnostic confirmé par la laparotomie. L'extirpation de l'ovaire malade amena la guérison qui se maintint pendant deux ans ; puis les accidents reparurent, la lésion scléreuse envahissant l'ovaire laissé à tort lors de la première intervention : après son extirpation tout rentra dans l'ordre.

des pertes leucorrhéiques plus ou moins abondantes, symptôme de congestion persistante.

Les métrorragies d'origine ovarique s'arrêtent difficilement et ont une tendance à rechute et à aggravation; celles qui proviennent de l'utérus ont un caractère transitoire, car elles appartiennent à une période de transformation de l'organe. Après une période plus ou moins longue et par le fait même de l'évolution du travail de sclérose, la muqueuse s'atrophie de plus en plus, en même temps que l'utérus primitivement hypertrophié diminue de volume et tend à s'atrophier également: les hémorragies qui en proviennent sont donc appelées à cesser d'elles-mêmes.

Il existe, en outre, d'autres troubles menstruels que nous devons signaler, bien qu'ils n'aient ni l'importance, ni la signification, ni la fréquence des hémorragies: ce sont l'aménorrhée et l'hypersécrétion glandulaire. La première se rencontre assez souvent dans la tuberculose inflammatoire, quant à la deuxième, elle est le fait d'une infection cervicale surajoutée. On trouvera l'aménorrhée chez les malades présentant des kystes folliculaires et même chez celles où il existe des kystes à pédicule grêle suffisamment développés, à condition que l'insertion du pédicule soit plutôt sur le parovarium que sur l'ovaire lui-même.

L'ovaire scléreux avec petites formations kystiques en bouquet s'accompagne parfois d'oligoménorrhée, mais ce symptôme est souvent fugace et cède le pas à des troubles de la périodicité.

Signes physiques. — Les douleurs et les troubles menstruels dominent le tableau symptomatologique de la sclérose utéro-annexielle. Les signes physiques ont beaucoup moins d'importance, et cela se comprend, car les lésions de sclérose sont avant tout des lésions microscopiques qui donnent peu de prise aux moyens d'investigation clinique.

Le palper en général est négatif, comme le toucher seul, sauf dans le cas d'hydrosalpinx ou de kyste relativement volumineux.

Contrairement à l'opinion de Terrillon qui n'y voyait qu'un moyen adjuvant, le palper bi-manuel est, comme le toucher rectal, d'une très grande utilité. Il doit être fait avec beaucoup de délicatesse chez les scléreuses qui sont des femmes jeunes, souvent nerveuses, chez lesquelles la douleur éveillée par l'examen peut le rendre impossible ou en fausser les résultats.

Au palper, nous ne demanderons que de préciser le maximum de la douleur, au toucher, de nous renseigner sur l'existence d'un ovaire prolabé, par l'éveil de la douleur spéciale que Gallard a appelée douleur exquise. (Gallard, *Leçons cliniques sur les maladies de l'ovaire*, p. 203). Le palper bi-manuel est souvent rendu difficile par la défense musculaire, résultat de la douleur, ou par l'épaisseur des parois abdominales. On fera disparaître la première par un léger massage préventif (effleurage et vibrations légères) : le plus souvent, après deux ou trois minutes de massage, l'examen devient très facile. En cas d'échec ou de parois trop épaisses on pourra avoir recours au chloroforme qui amènera une résolution musculaire complète. Du reste, il est important dans cet examen, comme dans la recherche des points douloureux de l'appendicite, d'habituer la malade au contact de la main exploratrice, et pour cela, au lieu d'aller directement explorer la zone suspecte, ce qui provoque une défense musculaire rendant l'examen au moins difficile, il est préférable de commencer par les portions opposées de l'abdomen, et d'arriver progressivement sur le point malade. La patiente s'habitue peu à peu et se prête alors beaucoup mieux à l'examen.

Quant au toucher rectal, les précieux renseignements qu'il donne sur l'état de la face postérieure de l'utérus et des ligaments sont trop connus pour qu'il y ait lieu d'insister sur la valeur de ce mode d'examen. Nous ne pouvons conseiller par contre le mode d'exploration bi-manuelle signalé par Simon d'Heidelberg (*Deutsche clin.*, 1892) et par Noggeroth (*Americ. Journal of Obstetric*, 1875, page 123).

L'examen de la malade pratiqué comme nous venons de conseiller de le faire nous renseignera sur l'état de l'utérus et les annexes. Voici ce que l'on constatera le plus souvent.

Ovaire. — Peut varier dans sa position, tantôt occupe sa place normale, tantôt tombé dans le Douglas (Vallin, Th. Paris, 1897) parce qu'entraîné par son propre poids (gros ovaires kystiques Rigby et Vallin), ou fixé en position anormale dans le ligament large. A la pression il présente une sensibilité variable, pouvant aller de la normale à la douleur la plus exquise, celle qui ne permet pas même le plus léger attouchement. Mobile ou fixe, selon qu'il a contracté ou non des adhérences, il est dans ce dernier cas particulièrement douloureux (Obs. 10 et 11) ; mais la

Obs. 10. — S. M..., 28 ans, ménagère, paludisme, variole dans l'enfance, réglée à 11 ans régulièrement, trois grossesses normales, ne souffre du ventre que depuis un an environ, douleurs aux périodes menstruelles qui restent normales. Pas de leucorrhée. Jamais de poussée aiguë avec phénomènes généraux. État général bon, ventre souple, dans le cul-de-sac postérieur, fixité peut être très relative, et certains ovaires luxés se laissent réduire par des pressions douces, alors qu'au premier abord la chose paraissait impossible. Le volume en est variable ; très petit dans la sclérose pure, d'une grosseur pouvant aller jusqu'à quatre ou cinq fois le volume normal dans la forme kystique ; bosselé dans le second cas, il est muriforme dans le premier. Sa consistance est variable, car induré dans certaines formes, rénitent dans d'autres, il peut présenter un certain ramollissement, mais alors dans certaines portions seulement et non sur toute sa surface.

L'examen bi-manuel exagère violemment les phénomènes douloureux au moment surtout où le retrait de la main pressant sur l'abdomen produit une décompression plus ou moins brusque.

Trompes.— Les trompes ne sont réellement bien perceptibles que quand elles offrent des altérations qui, ici, sont celles de l'hydrosalpinx. On peut avoir de grosses trompes, véritables poches de liquide (forme fréquente), à consistance dure, pouvant donner le change pour une tumeur solide. D'autres fois, c'est la forme flexueuse, perceptible par le toucher mais moins distinctement que la première.

La position de la trompe peut varier, et parfois elle occupe la loge rétroligamentaire ; d'autres fois, collée à l'utérus, elle demande un examen attentif, si elle est kystique, pour ne pas être confondue soit avec un fibrome de l'utérus, soit avec le

petite tumeur non mobilisable, très douloureuse. Douleur analogue dans le cul-de-sac droit. Utérus non douloureux, en bonne position. Le 15 septembre 1902 laparotomie : des deux côtés les trompes sont grosses, les ovaires volumineux, adhérents et polykystiques. A droite il existe un kyste du volume d'une grosse noix. Ablation bilatérale des annexes, pas de drainage, fermeture par trois plans, suture intradermique, suites simples, exeat 2 octobre.

Obs. **11.** — B. R..., 27 ans, domestique, santé délicate, antécédents difficiles à préciser, scrofulose dans l'enfance, réglée à 15 ans, a souffert fréquemment depuis au moment des règles. Depuis six mois, douleurs dans la fosse iliaque gauche qui ont pris un caractère d'acuité de plus en plus grand. En août 1902, l'examen montre un utérus normal, l'ovaire gauche nettement microskystique. En septembre et octobre, exaspération des douleurs qui persistent même dans l'intervalle des règles. Le tempérament nerveux de la malade explique en partie l'acuité de ses douleurs. Le 16 octobre 1902 ablation des annexes droites ; l'ovaire bourré de petits kystes est adhérent à l'utérus, à gauche petit kyste pédiculé excisé. Le 18 apparaissent les premières règles accompagnées de légers troubles qui ne se sont plus manifestés depuis.

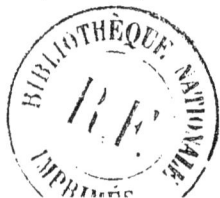

2

fond même de l'organe dévié. C'est ici que le toucher rectal, permettant de limiter la face postérieure des deux organes, donnera la symptomatologie exacte de l'affection tubaire.

Utérus. — Varie dans son volume : ordinairement plus volumineux que la normale, il est aussi constamment induré. Pour que la sclérose l'ait respecté et lui ait laissé sa consistance et son volume normaux, il faut qu'une infection descendante ait attaqué d'emblée la trompe et l'ovaire : c'est le cas de la tuberculose inflammatoire ; c'est dans cette forme que l'utérus est le plus souvent indemne. Souvent dévié et plus fréquemment fléchi, on peut y rencontrer toutes les déviations ; mais ce sont surtout les déformations que l'on a à constater, et parmi elles la rétro ou l'antéflexion. La mobilité utérine existe en général ; quand elle fait défaut, c'est plutôt par suite de lésions de la trompe. L'utérus présente parfois des phénomènes aigus assez intenses pour que certains auteurs (Pozzi) aient cru devoir décrire une métrite virginale ; Doléris a montré que cette prétendue métrite est en réalité une congestion passagère de l'appareil utéro-ovarien liée à l'évolution sexuelle chez une jeune fille arthritique. On peut rencontrer enfin, avec de la sclérose utéro-ovarienne des utérus atteints de fibromes ou de néoplasmes malins. Mais, comme nous le verrons plus loin, dans ces cas l'importance de la sclérose passe au second plan.

Symptômes généraux. — L'influence de l'appareil utéro-ovarien sur le fonctionnement de l'organisme entier de la femme est telle qu'une altération qui l'atteint aussi profondément dans sa vitalité et dans ses fonctions physiologiques, doit avoir sur l'organisme un retentissement général dont les symptômes peuvent acquérir une telle importance, qu'ils en arriveront parfois à dominer la scène.

Pour établir un classement dans ces réactions, nous les diviserons en troubles de voisinage, c'est-à-dire développés dans les organes en contact avec l'appareil, et troubles éloignés, par réaction sur le système nerveux général, et perversion de la sécrétion interne.

1° *Tube digestif.* — Les troubles intestinaux sont de deux ordres : les uns de voisinage, les autres à distance. Les lésions de voisinage influencent surtout le rectum, le cæcum, l'anse oméga, plus rarement le grêle et l'épiploon. C'est par les brides, les adhérences unissant ces organes à l'appareil génital que la sclérose fait sentir son influence. Rarement ces adhérences pourront provoquer des accidents d'occlusion, mais fréquemment

on constatera des coliques intestinales, des alternatives de diar-
rhées et de constipation, et cette forme spéciale de douleur
décrite par Terrillon, se manifestant trois ou quatre heures après
le repas avec maximum dans la fosse iliaque droite (Obs. 12).

Accompagnant ces phénomènes digestifs ou se présentant à
l'état isolé, nous aurons à mentionner des troubles de la défécation produits quelquefois par un obstacle mécanique, l'utérus
rétro-fléchi et fixé en position vicieuse, moins souvent un hydrosalpinx adhérent ; d'autres fois aussi la défécation est entravée
par le développement de phénomènes douloureux dus aux déplacements ovariques sous les efforts de défécation, ou à la compression que l'ovaire subit fatalement pendant le passage du
bol fécal.

La portion du tube digestif qui participe le plus au syndrome
scléreux de l'appareil utéro-annexiel est sans contredit l'appendice. Leurs affections sont si intimement liées que l'on a pu défendre sous le nom d'appendicalgie un ensemble de symptômes où
les lésions utéro-annexielles avaient certainement autant de titres
à être mises au premier plan que les phénomènes d'appendicite.
Nous ne reviendrons pas sur les discussions que provoqua la
communication de Guinard à la Société de Chirurgie : nous ne
chercherons pas davantage à établir lesquelles des lésions de
l'appendice ou de l'ovaire sont les premières en date, ni s'il existe
ou non un ligament appendiculo-ovarien servant de conducteur
à l'infection. Nous dirons seulement que des appendices d'une
longueur anormale viennent par leur propre poids se placer
dans la région tubo-ovarienne, et que ce contact, sans conséquence lorsque les deux organes sont sains, facilite la propaga-

Obs. 12. — L. V..., arthritique nerveuse de 29 ans, a eu toujours de la
dysménorrhée plus ou moins améliorée par des traitements médicaux ou
thermaux. Depuis quatre mois, a des douleurs continues dont l'intensité
est telle que la malade demande une intervention qu'elle a refusée jusqu'ici.
L'ovaire et la trompe droits paraissent indemnes, mais, à gauche existe une
petite tumeur appréciable par le palper bi-manuel seulement, car elle ne
bombe pas vers les culs-de-sac. Cette grosseur présente une sensibilité
exquise et paraît fixée par des adhérences à la région de l'anse oméga, ce
qui expliquerait les poussées fréquentes d'entérite muco-membraneuse pré-
sentées par la malade. Laparotomie le 12 novembre 1904. Utérus sain : à
gauche la trompe volumineuse est contournée sur elle-même, l'ovaire microkystique est adhérent à la dernière partie du côlon descendant. Je détache
les adhérences et place deux points de suture à la soie fine pour réparer une
petite déchirure de la séreuse intestinale-extirpation de la trompe et de
l'ovaire, péritonisation, pas de drainage. La guérison a été définitive.

tion des phénomènes inflammatoires lorsqu'un seul des deux organes est atteint. De sorte que dans des affections douloureuses de la fosse iliaque, si on peut songer à l'appendice ou à l'une des formes aberrantes sur lesquelles Guinard a tant insisté, il faut aussi rechercher dans le passé de la malade, dans l'évolution de ses règles, dans les manifestations douloureuses, des éléments symptomatiques qui peuvent faire écarter l'appendicalgie et établir le diagnostic de sclérose utéro-ovarienne. La douleur dans un cas sera celle de l'appendicite avec son maximum classique, ses irradiations possibles ; quant à la sclérose, nous avons suffisamment établi plus haut ses éléments caractéristiques, pour ne plus y revenir.

Entérite muco-membraneuse. — Parmi les troubles intestinaux, qui accompagnent les lésions de l'appareil utéro-annexiel, il en est un dont l'importance est primordiale, à cause de sa fréquence et de son influence sur la nutrition : c'est l'entérite muco-membraneuse. Se rencontrant, comme nous l'avons dit, dans la plupart des affections utéro-ovariennes, elle est plus fréquente dans la sclérose, parce que malgré l'opinion de certains spécialistes, nous restons convaincus que les troubles névropathiques sont le facteur étiologique le plus important de cette affection, et nous savons que les scléreuses sont, bien souvent, des névropathes.

Autres troubles digestifs. — Les adhérences épiploïques sont rarement citées; elles méritent cependant une mention spéciale. Dans une de nos observations, où nous intervînmes pour mettre fin à des phénomènes douloureux intenses, nous les trouvâmes causés par une adhérence très intime de l'ovaire déplacé en haut et soudé à l'épiploon.

Le tube digestif présente, en outre, des troubles généraux réflexes connus sous le nom de dyspepsie utérine (Courty), (Obs. n° 13) phénomènes dyspeptiques, hyperchlorhydrie, dilata-

Obs. 13. — N. B..., Arthritique nerveuse, une grossesse antérieure, puis métrite après un deuxième accouchement. Curetée le 31 octobre 1899 ; l'utérus, après l'intervention ne présente plus rien d'anormal, mais les phénomènes généraux s'accentuent. Les souffrances s'aggravent progressivement, la malade a des ménorragies, des hémorragies inter-menstruelles; mais ce qui domine, ce sont des troubles digestifs (entérite muco-membraneuse, dilatation d'estomac, hyperchlorhydrie) rebelles à tout traitement médical. Les ovaires sont polykystiques, les trompes peu volumineuses sont immobiles et probablement fixées comme les ovaires, par des adhérences. Hystérectomie le 9 octobre 1902 ; depuis tout est rentré dans l'ordre et aucun trouble ne s'est plus manifesté du côté des voies digestives. Le système nerveux est lui aussi dans un état des plus satisfaisants.

tion d'estomac et d'intestin, diminution et même perversion de l'appétit comme dans certaines grossesses ; parfois « les troubles digestifs dominent la scène, au point de faire méconnaître la lésion initiale ». Il existe aussi une constipation opiniâtre, résultant de l'atonie des parois intestinales.

Troubles urinaires. — En dehors de la vessie, l'appareil urinaire n'est que peu influencé par la sclérose utéro-ovarienne ; cependant, si l'on tient compte de certaines théories pathogéniques de l'hydronéphrose intermittente, on est obligé de compter avec le varicocèle pelvien et, nous verrons plus loin les relations intimes de cet état pathologique avec le développement de la slérose annexielle.

Organe de voisinage, la vessie présente des troubles particuliers dont les principaux sont les envies fréquentes d'uriner et la rétention d'urine. Ces troubles ont en général leur origine dans des déplacements en avant de l'utérus (antéversion et antéflexion), d'autres fois ils sont en relation avec le déplacement de l'ovaire prolabé dans le Douglas. La rétention d'urine est rare ; nous ne l'avons rencontrée qu'une seule fois. Il s'agissait d'une jeune fille de 18 ans, qui présentait le syndrome complet de la sclérose ovarienne : douleurs menstruelles, douleur intermenstruelle, ovaire kystique dans le Douglas, ménorragies. Pendant l'opération, nous pûmes constater l'existence d'une ovarite scléreuse double, à forme hémorragique à droite, avec un kyste beaucoup plus gros que les autres ; placé en avant de l'utérus, il se prolongeait vers le cul-de-sac latéral. Au moment de la période menstruelle, c'est-à-dire au moment où les kystes folliculaires étaient distendus par le sang, il se produisait un arrêt complet de la miction qui nécessitait le cathétérisme pendant deux ou trois jours.

Parmi les phénomènes urinaires accompagnant parfois la sclérose, nous signalerons aussi l'existence de la pollakiurie nerveuse avec urines décolorées et abondantes.

Troubles nerveux. — L'extrême importance des troubles nerveux qui accompagnent la sclérose utéro-ovarienne se comprend aisément, car c'est une maladie de jeune fille ou de jeune femme, c'est-à-dire de la catégorie de malades les plus aptes aux manifestations névropathiques. Si on ajoute qu'il s'agit d'altérations d'organes qui, pendant toute la période de la vie génitale dominent le système nerveux de la femme, on comprendra aisément que les symptômes que nous allons exposer puissent acquérir une importance prépondérante. En effet, en dehors des phénomènes

psychiques graves que nous allons examiner, le retentissement
se fait sentir sur la plupart des appareils : de là des troubles
vasculaires, des palpitations qui inquiètent la malade, des troubles vaso-moteurs de la face, des bouffées de chaleur, des dilatations passives de l'estomac, toutes les névralgies précédemment
décrites. L'état général en subit le contre-coup et présente des
altérations qui peuvent parfois avoir les conséquences les plus
graves. Ces malades deviennent, si elles ne le sont déjà, des neurasthéniques et l'on sait que le ralentissement de la circulation,
la tendance aux stases veineuses, sont une conséquence forcée
de l'hypotension artérielle maintes fois signalée dans la neuras-
thénie. Parmi les sclérosées, les plus atteintes dans leur système
nerveux sont certainement les arthritiques nerveuses, mais ce
n'est pas à dire pour cela que les autres catégories ne présentent pas des symptômes analogues : Dans les tuberculoses inflammatoires, on trouvera souvent les mêmes expressions névropathiques que chez les arthritiques nerveuses. L'ensemble des
phénomènes généraux que présentent ces malades a permis de
les classer en deux grandes catégories, les maigres et les grasses;
nous allons envisager tour à tour le type nerveux de chacune
d'entre elles.

Sclérosées maigres. — Chez celles-ci, les lésions annexielles
ont un retentissement considérable sur le système nerveux général; le caractère, les sentiments affectueux, la mémoire, l'intelligence se modifient; le visage change légèrement, l'œil est
cerclé de bistre, excavé, brillant. Ces malades sont dans un état
perpétuel de souffrance accrue encore par leur imagination :
elles demandent avec insistance et impatience une intervention,
quelle qu'en soit l'importance. Les modifications de caractère
s'accentuent, la malade est agacée, irritée; ses pensées, ses paro-
les, sa conversation n'ont qu'un but : ses douleurs, sa maladie et
les moyens de la faire disparaître. Ce premier type, le plus fréquent du reste, peut se caractériser d'un mot : ce sont des agi-
tées (Obs. n° 14).

Obs. 14. — B. E..., 27 ans, domestique, tardivement réglée (15 ans) a souffert dès la première menstruation, depuis six mois les douleurs dans la
fosse iliaque gauche ont pris un caractère d'acuité plus grande. Examinée au
mois d'août, elle a un utérus normal, avec, à gauche, une masse ovarique
légèrement augmentée de volume, adhérente à l'utérus, très sensible à la
pression et sur laquelle le palper bi-manuel provoque de vives douleurs. La
malade présente, en outre, un état de nervosisme extrême qui, par moment,
confine à la manie, elle réclame une intervention. Jusque-là les phénomènes

Sclérosées grasses. — Bien différentes sont les sclérosées grasses; pâles, à gros embonpoint, dolentes, résignées, affaissées en temps ordinaires, se remuant avec peine de peur de souffrir, elles cherchent instinctivement le repos dans la position horizontale, leurs allures les différencient complètement des précédentes, mais comme celles-ci elles ont la continuelle préoccupation de leur ovaire malade. L'aspect général de la sclérosée grasse, si l'on envisage des types extrêmes, rappelle celui des myxœdémateuses et il n'y a là rien qui puisse nous surprendre : nous verrons, en effet, dans l'anatomie pathologique, que la sclérose ovarienne détruit la fonction de l'organe ; donc plus d'ovulation, plus de sécrétion interne et la suppression de celle-ci entraîne les accidents d'ordres généraux que nous venons de décrire.

Nous avons vu l'importance des ravages que peut exercer la sclérose utéro-ovarienne sur les organes qu'elle envahit et sur l'organisme tout entier; sans doute l'affection ne présente pas toujours l'intensité de symptômes, n'entraîne pas les graves conséquences que nous venons d'exposer ; mais il faut se souvenir que la sclérose est une altération à marche fatalement croissante et progressive, et qu'à mesure que s'accentuent les lésions anatomiques, s'accroîtront aussi les troubles généraux qui en dérivent. C'est là une notion de tout premier ordre, car c'est elle qui devra diriger la thérapeutique chirurgicale et justifiera la nécessité d'interventions importantes et l'ablation d'organes dont les lésions ne menacent pas sans doute l'existence, mais la rendent impossible à supporter.

ÉTIOLOGIE-PATHOGÉNIE

La sclérose utéro-ovarienne exerce ses ravages sur les jeunes femmes ayant subi les risques de la vie génitale comme sur les

douloureux se sont calmés avec la fin des règles, à partir de la période de septembre, il n'y a plus d'arrêt dans la douleur et les phénomènes nerveux augmentant aussi, j'interviens le 16 octobre 1904, utérus sain mais fixé en arrière par une adhérence tellement résistante qu'il faut la sectionner au ciseau ; la section saigne et, pour arrêter la petite hémorragie, il faut deux points de suture, l'ovaire droit accolé à l'utérus est farci de petits kystes ; à gauche, un petit kyste pédiculé est enlevé après ligature du pédicule, conservation de l'utérus et de l'ovaire gauche. Guérison, les règles de novembre et de décembre se font sans douleur et depuis l'état général est resté excellent.

jeunes filles; on la trouve chez des infectées et chez des sujets chez qui une infection ne peut être suspectée. Pour se rendre compte du véritable facteur étiologique de cette affection, il faut donc trouver un élément commun qui se rencontre toujours dans l'évolution de cette multiplicité de cas pathologiques. Cet élément, c'est la congestion « toute cause susceptible de troubler d'une manière durable ou à intervalles suffisamment répétés pour que la *restitutio ad integrum* soit impossible, la circulation dans l'appareil utéro-annexiel amène la production de phénomènes congestifs dont la dernière étape est la sclérose ». D'abord légère et passagère, puis accentuée et permanente, la congestion entraîne la réaction terminale, c'est-à-dire la production de tissu fibreux dans les organes à tissu conjonctif riche comme l'ovaire, ou la transformation en ce même tissu fibreux du tissu musculaire dans l'utérus.

Cédant à la tendance générale des esprits à vouloir expliquer tous les phénomènes pathologiques par l'infection, certains gynécologues ont voulu trouver quand même ce facteur étiologique dans tous les cas de sclérose utéro-ovarienne, négligeant de tenir compte des phénomènes de physiologie pathologique de la plus haute importance. Conzette a dit, avant nous, « la dégénérescence kystique des ovaires ne résulte pas d'une maladie infectieuse de l'utérus. Dans beaucoup de cas l'utérus et les trompes sont absolument sains. » Rappelons la phrase si vraie de Bouchard : « Ne voir que l'infection c'est se condamner à une étroitesse de vue qui empêche de comprendre bien des accidents morbides et de les conjurer ». Aussi à côté de ce facteur d'extrême importance : *l'infection,* aurons-nous à faire une grande part à d'autres que les anciens auteurs nommaient : fluxion, engorgement, que les modernes nomment, fausse métrite avec Doléris, pseudo-métrite avec Richelot et qui sont dus à des troubles circulatoires d'ordre mécanique. Si nous voulons établir une division plus nette encore, nous aurons à classer ces causes de sclérose, en deux catégories : causes de congestion active, causes de congestion passive.

Congestions actives. Des infections. — L'appareil génital est exposé à l'action de nombreux agents pathogènes. Parmi ceux-ci, les plus fréquents et les plus actifs, sont le gonocoque, les streptocoques, le bactérium coli commune et tous les saprophytes. La contamination peut se produire de plusieurs façons, une des plus fréquentes est la contamination par le conjoint, d'où métrite gonococcique ou infection salpingienne et ovarique. Ici la contamination se fait par voie ascendante : du vagin, l'agent passe dans le col et le corps utérin, infecte ordinairement la muqueuse, puis le muscle lui-même, et par les cornes se propage à la trompe et à l'ovaire. Cette forme peut présenter des variétés nombreuses ; c'est ainsi que l'utérus peut retenir les éléments infectieux et se trouver contaminé puis congestionné et enfin sclérosé, sans que l'ovaire participe à la lésion. Dans ce cas, qui constitue du reste une exception, on est en présence d'un processus étiologique de métrite. D'autres fois, au contraire, l'infection utérine est des plus minimes : « Le microbe s'est éteint au sein des tissus qu'il a contribué à faire évoluer, l'acte matériel de la lésion a seulement survécu [1] », suivant l'heureuse expression de Doléris. Parfois l'utérus est respecté et les annexes envahies. Nous ne discuterons pas la question de la propagation de l'infection de l'utérus aux annexes ; y a-t-il eu lymphangite et phénomènes inflammatoires consécutifs à celle-ci ? La contamination s'est-elle faite directement par continuité de tissu ? Ces diverses théories de propagation de l'infection ont été tour à tour défendues avec d'autant plus de raison qu'elles renferment chacune une part de vérité. Mais ce qui est très important dans la sclérose, c'est que l'infection qui l'a produite est le résultat de l'action de la toxine et non de l'élément microbien ; cela nous explique pourquoi son action peut se faire sentir à distance. La caractéristique de la forme de l'infection qui produit d'abord les phénomènes congestifs puis la sclérose, c'est qu'elle est atténuée et à actions successives. Il ne faut pas chercher là les grands coups et les réactions violentes de la grande infection qui aboutit à l'annexite suppurée, au pyosalpinx. Celle-ci ne nous occupe pas en ce moment : elle n'a de relations avec la sclérose que dans des formes rares ou l'inflammation a laissé après elle, après régression des poches purulentes ou arrêt des poussées péritonéales, des adhérences, des brides qui modifient la statique des organes, et en troublent la circulation (Obs. 15 et 16). Les rapports de ces formes virulentes avec la sclérose sont

Obs. 15. — S. T..., 34 ans, mariée à 18 ans, avorte deux mois après, hémorragies pendant deux mois, est prise cinq ans après, de fortes pertes accompagnées de crises douloureuses. Entrée en 1898 à la Clinique obstétricale, y subit une colpotomie pour une collection enkystée à gauche, sort incomplètement guérie de l'hôpital, conserve des pertes jaunes et des hémorragies. Pendant cinq ans, alternatives de crises et de détentes. En 1903, le

1. Doléris. *Métrites et fausses métrites*, Paris, 1902.

donc éloignées. Ce que l'on doit envisager surtout, comme facteur étiologique de la sclérose utéro-ovarienne, c'est l'infection atténuée produisant de petites poussées congestives, à marche progressivement envahissante, déterminant des brides, des coudes qui modifient la circulation de l'ovaire, comme celle de la trompe, et, par cette stase favorisent la diapédèse des globules qui viennent infiltrer les tissus périvasculaires tant par leur surcharge de leucocytes que par les toxines qu'ils contiennent ; à cette première étape succédera la période d'état, la sclérose confirmée.

Jusqu'ici nous n'avons en somme que rappelé le rôle devenu classique des infections dans la production des phénomènes inflammatoires de la période prémonitoire de la sclérose. Mais, où nous nous séparerons de nos devanciers, c'est en refusant d'invoquer, comme certains ont voulu le faire, l'action des infections microbiennes ascendantes, comme cause unique de l'affection. N'est-il pas évident, en effet, que celles-ci doivent être considérées comme bien rares au début de la puberté et chez

mal s'accentue, les hémorragies reparaissent plus abondantes, la fièvre s'établit. La malade refuse toute intervention jusqu'en 1904. En avril, elle entre dans notre service à l'Hôtel-Dieu. Elle est très affaiblie, température élevée, ventre très douloureux, constipation opiniâtre ; de l'empâtement dans le petit bassin, à gauche; tumeur rénitente débordant la symphyse et faisant corps avec l'utérus ; au toucher, col gros, utérus hypertrophié, douloureux, immobile, empâtement des culs-de-sac: à droite, petite tumeur de l'ovaire, probablement kystique. Pendant quelques jours, on remonte l'état général très précaire. Opération 21 avril 1904. A droite, un ovaire kystique dont un kyste a la grosseur d'une petite orange, à gauche et à droite, poches salpingiennes à pus grumeleux, mal lié ; ovaire gauche scléro-kystique. Hystérectomie par le procédé américain, double drainage, vaginal et abdominal. Sort complètement guérie, le 24 mai.

Obs. 16. — L. M..., domestique, 23 ans. Anémique, nervosisme excessif. Un accouchement antérieur en 1903, avec infection puerpérale. Depuis, douleurs inter-menstruelles. Pas de trace de gonococcie. Examen possible seulement sous chloroforme, grosseur diffuse dans le petit bassin, sans limite précise ; l'utérus est immobile, avec des annexes douloureuses. Diagnostic : sclérose ovarique, avec adhérences des ovaires et des trompes. Opération, 16 décembre 1904. Adhérences épiploïques et intestinales, surtout à gauche. L'utérus est noyé dans une gangue formée par les ovaires et les trompes, celles-ci contournées sur elles-mêmes et rendues méconnaissables par le développement de kystes séreux. La difficulté d'arriver sur l'utérus nous fait employer l'hémisection. Grâce à elle, nous pûmes enlever cette masse adhérente à l'intestin en ne produisant qu'une légère déchirure de la tunique externe de celui-ci, aussitôt réparée. Péritonisation minutieuse et drainage vaginal. Guérie le 23 février.

les vierges ? Quoi que l'on ait voulu dire, la sclérose utéro-ovarienne n'est pas l'apanage de la femme chez laquelle le gonocoque et le streptocoque peuvent être soupçonnés, mais elle se trouve aussi et bien souvent, chez ces malades où nulle contamination n'a été possible, chez des jeunes filles où rien ne permet de l'invoquer. Il est une catégorie de malades chez lesquelles nous rencontrons la sclérose, suite de lésions irritatives, ne différant de celles produites par les intoxications que nous avons énumérées que par l'impossibilité d'admettre l'existence des mêmes facteurs étiologiques. Quel est donc l'agent qui, sans critérium anatomique, pourra être incriminé comme produisant des congestions susceptibles de se terminer par la sclérose ? Cet agent, nous le connaissons depuis les travaux de Poncet : c'est la tuberculose inflammatoire [1].

L'allure générale de la tuberculose inflammatoire se retrouve entièrement dans certaines scléroses utéro-ovariennes. Des manifestations fluxionnaires tout d'abord fugaces, puis plus durables, fréquemment répétées et, par cette répétition prenant une tendance plastique, telle est la caractéristique de la tuberculose inflammatoire : c'est celle aussi de la sclérose de l'appareil utéro-ovarien.

A cette conception étiologique, on objectera, comme on l'a fait à Poncet, qu'une tuberculose sans bacilles, sans signature histologique, avec des inoculations négatives, n'est pas une tuberculose. Mais ne sait-on pas qu'en matière d'infections atténuées, les procédés de laboratoire sont insuffisants ; que l'agent infectieux n'agissant pas mécaniquement, mais par les poisons qu'il sécrète, par ses toxines et par conséquent à distance, l'action locale du microbe échappe à toute investigation possible : entraîné au loin par la circulation, le virus frappe en vertu d'une affinité de cause inconnue tel organe, tel appareil : la trompe dans l'affection que nous étudions. Cette difficulté de reconnaître la véritable cause de la lésion explique que l'on en ait souvent méconnu la nature et que l'on ait cherché à trouver quand même une infection gonococcique d'origine extérieure, même chez des vierges, ne présentant aucune infection.

Pourquoi refuserait-on à la tuberculose, à la maladie la plus infectieuse que nous connaissions, un rôle pathogénique dans

---

1. Pour tout ce qui a trait à la tuberculose inflammatoire, nous renvoyons aux travaux de Poncet et Leriche, qui nous ont servi de guide dans l'édification du type clinique que nous envisageons.

la genèse d'une affection dont les agents infectieux sont les principaux facteurs étiologiques? La tuberculose n'est pas une dans de ses manifestations: à côté des cas où elle se traduit par des édifications anatomiques spécifiques, elle est susceptible d'engendrer des lésions banales allant de la congestion fugace à la sclérose définitive, qui n'ont de spécifique que leur étiologie probablement purement toxinienne. Landouzy n'a-t-il pas dit, au sujet de la tuberculose des grandes séreuses, « que l'ino- « culation possède une valeur absolue quand le résultat est posi- « tif, mais que les résultats négatifs doivent être interprétés. » Un fait qui nous paraît plein d'enseignements pratiques est celui de Wolff. On sait qu'en présence d'un ovaire ne présentant aucune modification macroscopique, il put, en multipliant les coupes de l'organe, arriver à trouver enfin, une petite portion permettant d'affirmer le diagnostic de tuberculose. Que la persévérance de l'histologiste fut moins grande ou que le hasard le servit moins bien, la signature anatomique demandée manquait absolument. Combien de fois, dans des formes inflammatoires franches aboutissant à la sclérose n'arriverait-on pas à découvrir, dans un recoin de l'appareil un petit tubercule à forme anatomique parfaite? En pareil cas serait-ce lui que l'on pourrait considérer comme la cause de la généralisation de l'affection?

Dans la sclérose utéro-ovarienne provenant d'infections d'autre nature, nous avions une forme anatomique assez uniforme : utérus volumineux et dur, ovaires petits, sclérosés. Dans les formes de tuberculose inflammatoire, l'aspect est moins régulier, et cela est encore en faveur de notre hypothèse pathogénique. La tuberculose est protéiforme dans ses lésions, dans ses symptômes ; on comprend dès lors que les altérations des tissus ne soient pas constamment les mêmes, qu'elles n'affectent pas un type unique.

Dans toute infection, il faut tenir compte du terrain, qui en gynécologie a une importance plus capitale que partout ailleurs, de l'agent d'infection et du moment où cet agent est mis en contact avec le terrain. Jeunes filles anémiées, de constitution frêle, à antécédents héréditaires, souvent chargés, ayant eu une enfance délicate et maladive, voilà le terrain que nous rencontrons le plus souvent (Obs. 17 et 18). Sur ce terrain vient s'implanter par

Obs. 17. — M. E..., ménagère, 33 ans, antécédents héréditaires : père mort aux aliénés, mère devenue aliénée, enfance à casier pathologique chargé; plusieurs bronchites, s'enrhumait facilement. Mariée à 18 ans, six couches voie descendante le bacille: entraîné par la circulation générale, il se fixera au niveau de l'appareil génital, le plus souvent sur la trompe. Parfois aussi, l'infection suivra la voie ascendante, mais dans la cavité utérine, les conditions de greffes tuberculeuses sont loin d'être favorables. Williams les croit exceptionnelles étant donné qu'à chaque période menstruelle, la desquamation épithéliale balaye pour ainsi dire l'intérieur de l'organe et tend à chasser les microbes qui auraient pu y remonter. Il est en outre, une preuve scientifique de l'apport bacillaire par voie sanguine que l'on peut trouver non dans la tuberculose inflammatoire mais dans la tuberculose ordinaire des organes génitaux : c'est la localisation des nodules sur le trajet des vaisseaux; l'infection ne se fait pas par voie lymphatique car le cours de la lymphe est dirigé en sens inverse. Dans le cas d'infection violente et massive, on aura la tuberculose génitale à grandes allures fournissant toutes les formes depuis la péritonite essentielle des jeunes filles jusqu'à la tuberculose caséeuse jusqu'à l'abcès de la trompe et de l'ovaire ; mais la tuberculeuse génitale n'est pas fatalement une grande infectée comme le tuberculeux n'est pas toujours un cavitaire granulique fatalement tué par une affection qui ne pardonne pas. Bien souvent, sous le masque

normales, quatre avortements dont un gémellaire. Jeune fille, avait de la leucorrhée dont la disparition coïncidait avec des crises douloureuses. En 1903, bronchite d'assez longue durée ; en décembre, se manifestent des hémorragies rebelles à tout traitement, sensations de piqûre, de pesanteur dans le bas-ventre, développement de phénomènes douloureux qui prennent une extension rapide et progressive. Entrée le 2 mai 1904, à l'hôpital. Utérus petit, ovaires hypertrophiés et très douloureux, trompes moniliformes. Diagnostic: sclérose utéro-ovarienne. Extirpation des annexes, l'utérus est conservé. Guérison. En 1906, j'ai revu cette femme et j'ai dû lui conseiller le séjour à la campagne ; guérie de toute affection annexielle, elle avait les deux sommets infiltrés.

Obs. 18. — P. M..., domestique, 29 ans. Femme chétive, réglée à 21 ans, à antécédents suspects, souffre du ventre depuis plusieurs années, à 25 ans, accouchement à terme. Après ses couches, les manifestations d'une bronchite chronique que présentait déjà la malade deviennent plus nettes ; à son entrée à l'hôpital, elle présente des symptômes douloureux intenses, les règles sont retardées, les annexes douloureuses à droite, l'utérus fixé en position inclinée à droite. Diagnostic : sclérose génitale, avec lésions des annexes droites d'origine tuberculeuse. Opération le 2 juin. Ovaires scléreux et petits à droite, plus polykystique à gauche, la trompe droite est congestionnée, l'utérus petit et peu atteint, extirpation des annexes des deux côtés, l'utérus et fixation de position normale par les moignons des ligaments larges. Évacuée en juillet à l'hôpital des convalescents.

d'un processus purement inflammatoire, la tuberculose, par une irritation de tous les instants, amène cette modification des tissus, dont nous avons parlé et qui, par sa répétition, aboutit à la sclérose. En somme, nous retrouvons ici, pour le bacille, ce que nous avons signalé pour le gonocoque et le streptocoque : aux infections massives et virulentes correspondent les salpingites, aux infections atténuées la sclérose. Y a-t-il à cette fixation de l'élément tuberculeux de l'appareil utéro-annexiel une cause occasionnelle adjuvante ? Il en est une et des plus actives : l'établissement de la fonction menstruelle qui modifie si puissamment la circulation de l'appareil.

Jusqu'ici dans l'étude de la sclérose d'origine tuberculeuse, nous avons, en général, parlé de la vierge pour ne pas nous exposer à être contredit, mais, la même action pathologique peut se manifester chez la femme déflorée. Le problème devient seulement plus complexe, parce que chez celle-ci les deux infections peuvent se rencontrer ; mais ce n'est là qu'un épisode dans l'histoire des infections mixtes, si fréquentes en pathologie. Rappelons enfin que, sous le masque du processus purement inflammatoire, la tuberculose par une irritation de tous les instants détermine des bouleversements organiques créant les deux types de malades que nous avons établis dans la symptomatologie : le type amaigri et le type obèse, que nous trouvons chez le tuberculeux comme chez l'arthritique.

Arthritiques nerveuses. — Nous n'insisterons pas sur cette intéressante catégorie de sclérosées, car l'étude en a été faite magistralement par Richelot qui, avec Doléris, Siredey, Paul Petit, Louis Pierrat, a montré que la diathèse goutteuse entraîne la congestion pelvienne, soit par dilatation passive des veines de la région (varices pelviennes) soit par l'hypertension artérielle (Huchard) par l'artério-sclérose (Doléris) la compagne de l'arthritisme, soit par hyperhémie ovarienne (Lawson Taït), par certaines ruptures vasculaires (Auvard), par production de petits athéromes artériels (Reinicke) ou d'anévrismes capillaires (Raciborsky). Nous demanderons seulement qu'une recherche attentive des antécédents et de l'histoire de la maladie ne laisse à l'arthritisme que ce qui lui appartient en rendant à la tuberculose inflammatoire les nombreux cas qui en relèvent étiologiquement ; l'origine, l'hérédité, la race marquent d'une empreinte profonde l'évolution sexuelle ; la puberté, la vie génitale, la ménopause d'une goutteuse ne ressemblent pas à celles d'une lymphatique, d'une tuberculeuse. Ces réserves faites, examinons

avec Richelot comment se présentera la neuro-arthritique. Les
jeunes filles neuro-arthritiques se ressemblent presque toutes.
Elles ont des règles difficiles, tantôt profuses, tantôt insignifian-
tes : la congestion menstruelle les fait toujours terriblement
souffrir. Dans certains cas, un flux catarrhal abondant supplée
à la médiocrité de l'écoulement sanguin (Richelot). Elles sont
nerveuses, irritables, d'humeur capricieuse et changeante, assez
souvent elles ont des crises d'hystérie : n'empêche, remarque
Richelot, qu'elles se croient lymphatiques. C'est l'opinion de
leur mère et parfois de leur médecin. Rien d'étonnant à cela,
puisqu'il est convenu que les écoulements sont signe de lymphatisme. « C'est une vieille idée que les écoulements sont signe
« de lymphatisme. une vieille idée qui n'est pas morte ; il y a
« encore des gynécologues pour appeler lymphatiques, les jeu-
« nes filles qui ont de la métrite avec une leucorrhée abondante.
« Et les jeunes femmes que vous voyez après quelques mois de
« mariage ? Vous pensez naturellement au gonocoque, vous ne le
« trouvez pas, mais elles vous disent qu'elles étaient mal réglées,
« avaient des pertes blanches et souffraient avant d'être mariées.
« Si vous poursuivez l'examen, vous découvrez en elles dyspep-
« sie, névralgies diverses, migraines, eczémas, douleurs articulai-
« res : elles ont une lignée rhumatismale ou goutteuse et repro-
« duisent fidèlement les troubles morbides reconnus chez leurs
« parents. Ce sont les arthritiques nerveuses chez lesquelles la
« nutrition altérée de l'utérus, la congestion, l'hypersécrétion
« glandulaire, la névralgie ont leur racine dans l'organisme et
« ne sont pas des accidents... Les arthritiques nerveuses, mêmes
« très jeunes, ont des ovaires scléro-kystiques. De très bonne
« heure apparaît cette dégénérescence du tissu ovarien, lésion
« qui accompagne les utérus congestionnés et tendant à la sclé-
« rose, lésion qui n'a rien à voir avec l'infection et survient avant
« toute infection possible. Je l'ai vue très accentuée chez des
« jeunes filles de 20 ans qui avaient depuis leurs règles des mé-
« trorragies et des névralgies violentes ; je l'ai rencontrée au
« cours de laparotomies exploratrices ou autres, chez toutes les
« femmes de ce tempérament, si jeunes qu'elles fussent et j'ai
« acquis la conviction que l'altération scléro-kystique vraie, non
« l'état cicatriciel normal d'un ovaire ayant vécu et fonctionné
« est à peu près constante chez les arthritiques nerveuses. Ce
« n'est pas à dire que cette lésion soit la cause de névralgies
« pelviennes, celles-ci occupent tout l'appareil et l'utérus souffre
« pour son compte souvent plus que les ovaires et tout seul

« quand on les a enlevés. L'ovaire polykystique appartient à la
« femme nerveuse : il est une expression de ses tendances patho-
« logiques et sert à l'occasion de substratum à la névralgie, il
« contribue pour sa part à déterminer son type morbide »
(Richelot).

Outre les agents infectieux que nous avons étudiés jusqu'ici,
il en est d'autres qui, par voie descendante, peuvent congestionner l'appareil utéro-annexiel et préparer la voie à la sclérose :
ce sont les micro-organismes des maladies aiguës, du rhuma-
tisme, des fièvres éruptives, etc... (Lawson Tait).

Il en est un enfin dont la fréquence et l'importance sont de
tout premier ordre : c'est le cancer ; mais la sclérose ovarienne,
n'est ici qu'un épiphénomène d'une affection dont l'importance
domine toute la scène.

Il existe, en outre, des causes de congestion active qu'il convient de rappeler, mais que nous ne ferons que citer ; ce sont
certains traumatismes (coït immodéré), des perturbations physiologiques, telles que des perversions sexuelles (Martin, Tait)
l'emploi de la machine à coudre (Gallard), etc...

Congestion passive. Sclérose par troubles mécaniques. — Les
causes mécaniques qui troublent la circulation utéro-ovarienne
peuvent conduire à la sclérose. Supposons, en effet, que la circulation de l'utérus, de l'ovaire ou des trompes, soit modifiée de
manière qu'il y ait stase veineuse sans diminution de l'apport
artériel, les petits vaisseaux se laissent peu à peu distendre, il y
aura péri-artérite, infiltration conjonctive et sclérose définitive.
Existe-t-il des dispositions anatomiques pouvant réaliser cet état
pathologique ? Sans nul doute et voici à ce sujet ce que dit
Courty [1] : « les conditions qui favorisent la production de la congestion dans l'utérus, sont locales ou générales — Locales : système vasculaire abondant, très développé surtout système veineux sans valvules, à contractilité faible, disposition propre
à favoriser la stase sanguine dans les veines comme pour tous
les tissus érectiles, organes déclives, pressé de haut en bas
par tout le poids des viscères abdominaux, soumis à des érec-
tions, à des congestions, à des hémorragies mensuelles et sujet
à des augmentations de volume, à des dilatations du système
veineux, à une hypertrophie énorme par le fait de chaque grossesse — Générales : conditions qui amènent des irrégularités,

1. *Traité pratique des maladies de l'utérus*, p. 753,

des difficultés et le ralentissement de la circulation telles que les maladies du cœur, du poumon et du foie. »

Nous ajouterons à cette liste la ptose viscérale qui a une action pathogénique indéniable ; mais une cause prédisposante bien spéciale aux névropathes, si souvent disposées à devenir des scléreuses, c'est l'atonie du muscle utérin. Pour que la menstruation soit normale, il faut qu'à la ponte ovulaire réponde l'érection utérine, qui est la cause essentielle de l'écoulement sanguin. Si l'érection cesse brusquement, la quantité de sang évacuée suffit à décongestionner l'organe, les veines reprennent aussitôt leur calibre habituel et la circulation du parenchyme utérin ayant dès lors recouvré toute sa liberté, redevient normale. Mais si la contraction utérine n'a pas cessé brusquement, les veines restent engorgées, la quantité de sang retenue dans l'épaisseur de l'utérus est en excès, la congestion utérine est constituée, d'une façon transitoire d'abord, puis permanente si les menstruations suivantes se passent dans les mêmes conditions anormales.

Vices de position de l'utérus et des annexes. — Toutes les déviations utérines ont une action sur la circulation de l'ovaire et des trompes, par les modifications de la statique des vaisseaux utéro-ovariens. Mais il est important de faire une distinction entre les simples déplacements dont l'action est passagère et qui sont modifiés par les différentes fonctions du sujet, par ses mouvements, son repos, etc... et les flexions incorrigibles qui exercent sur le pédicule ovarien un mouvement de torsion dont la répercussion se fera sentir sur tout l'appareil. La sclérose qui accompagne les flexions utérines se manifeste sur toutes les parties de l'appareil génital ; il y a là, croyons-nous une double pathogénie : l'utérus est scléreux parce qu'il est, par lui-même l'agent de sa propre congestion ; plié le plus souvent en avant, quelquefois en arrière, il étrangle spontanément les ramuscules veineux tandis que ses riches artères lui apportent sans cesse l'afflux sanguin. Mais dans son déplacement, le fond de l'utérus a exercé une sorte de torsion sur le pédicule ; et les organes auxquels ce dernier apporte l'afflux sanguin subissent des réactions congestives consécutives. Or, comme rien n'est moins réductible et moins facile à corriger qu'une flexion, la cause subsiste et la sclérose se produit.

Les déplacements de l'ovaire agissent moins sur l'ensemble de l'appareil que sur l'ovaire lui-même. Le prolapsus en est fréquent, entraînant, en dehors des phénomènes douloureux que nous avons signalés, si l'organe est sain, peu de conséquences, exerçant au contraire, si, augmenté de volume il est fixé vicieusement par des adhérences, des tractions sur son pédicule, et produisant ainsi des phénomènes graves et douloureux de congestion. La trompe aussi est exposée, mais moins souvent que les précédents organes, à des torsions qui peuvent déterminer des accidents de sclérose.

Varicocèle pelvien. — Nous ne pouvons dans l'énumération des causes qui modifient la circulation de l'appareil utéro-annexiel négliger de citer cet état particulier de la circulation veineuse du petit bassin que Richelot a désigné sous le nom de varicocèle pelvien, et qui a été étudié aussi par Richet, Devalz, Budin, Palmers, Dudley, Lée et Petit. On sait qu'il faut entendre sous ce nom un état particulier des veines du petit bassin et surtout des utéro-ovariennes, dans lequel celles-ci deviennent variqueuses, volumineuses, très dilatées, flexueuses et douloureuses, formant un paquet ou une traînée qui donne assez bien à la vue ou au palper la sensation du varicocèle chez l'homme, et provoquant par les troubles de circulation intraveineuse la stase sanguine. Peut-être faudrait-il invoquer là une malformation congénitale, peut-être aussi faut-il incriminer des reliquats d'inflammations précédentes ; quelle que soit la notion étiologique que l'on admette, le varicocèle pelvien n'en constitue pas moins une prédisposition remarquable au développement de la sclérose.

Constipation. — Parmi les causes congestionnantes, à action répétée, signalons la constipation chronique « état si fréquent chez la femme et qui a un retentissement si fâcheux sur les phlegmasies génitales » (Labadie-Lagrave et Legueu).

Rôle pathogénique des tumeurs. — Les tumeurs utérines et ovariennes s'accompagnent toujours de sclérose des autres organes. Il est inutile d'insister sur les troubles de circulation apportés dans l'ovaire par un fibrome utérin (Obs. 19), dans l'utérus par un kyste ou une tumeur ovarique. Dans l'un et l'autre cas, tous les opérateurs ont rencontré les lésions de sclérose des autres organes, et nous ne pouvons mieux faire que de citer

---

Obs. 19. — B. M..., 32 ans, sans antécédents particuliers, vient nous consulter en décembre 1903, pour des métrorragies. Elles proviennent d'un fibrome utérin de moyenne dimension. Opérée le 22. En attirant l'utérus, nous trouvons les ovaires scléreux : le gauche surtout présente de nombreux microkystes, le droit dur et scléreux aussi est cependant moins atteint. Cette disposition est la règle dans le développement des fibromes.

textuellement ce qu'en dit Tait : « Dans bien des cas, où j'ai dû
« faire l'ablation des ovaires chez des femmes souffrant d'hé-
« morragies graves dues à la présence d'un myome utérin, j'ai
« constaté que les ovaires étaient kystiques ; les ovaires qui con-
« tenaient ces kystes n'étaient le plus souvent pas plus gros que
« des noix, le tissu ovarien était remplacé par des kystes, et
« lorsque ces cavités étaient ouvertes et vidées, il ne restait pas
« grand'chose en dehors de leurs parois. »

Le cancer utérin agit doublement sur l'ovaire : par ses agents
microbiens d'abord, quand il est encore limité et n'existe que
comme lésion microscopique, comme agent mécanique surajouté ensuite, quand le volume de l'organe est augmenté. Mais
ici, nous l'avons déjà dit, toute autre considération cesse devant
l'importance de l'affection cancéreuse.

Tels sont les différents agents pathogènes que l'on trouve
dans l'étiologie de la sclérose utéro-ovarienne. Pour la simplifi-
cation de notre étude, il nous a paru bon de les isoler : mais les
divisions schématiques sont en général peu compatibles avec la
clinique, et chez la même malade, il arrivera souvent qu'on aura
à évoquer l'action simultanée de plusieurs des facteurs étiologiques que nous venons d'exposer.

DIAGNOSTIC

Il n'existe pas de signe pathognomonique de la sclérose utéro-
ovarienne : pris isolément les symptômes que nous avons décrits
se présentent aussi bien dans d'autres maladies de l'appareil
génital que dans des lésions des organes avoisinants ou dans
des affections générales de l'économie. Ce n'est qu'en les grou-
pant, en établissant soigneusement, pour chaque cas clinique,
l'histoire de la maladie, pour remonter aux facteurs étiologiques,
aux états constitutionnels, que l'on arrive à ébaucher un diagnostic qu'un examen minutieux des signes physiques permettra de compléter. Nous verrons ainsi que contrairement à l'opinion de Pozzi et de Magnin, le diagnostic ferme de cette affection
est possible. Le problème à résoudre est complexe. Il faut localiser l'affection à l'appareil utéro-ovarien, établir la part qui
revient dans cet appareil aux lésions de l'utérus, de la trompe
et de l'ovaire, puis remontant de l'effet à la cause, faire le dia-

gnostic étiologique, et enfin établir l'importance et la nature des
complications.

Diagnostic avec les affections extra-génitales. — Nous chercher-
rons d'abord à répondre à la première question que nous nous
sommes posée : comment reconnaître que l'on a affaire à une
lésion de l'appareil utéro-annexiel, la sclérose en l'espèce, plutôt qu'à une affection la simulant ?

Appendicite et appendicalgie. — Parmi les affections abdominales, à dominante nerveuse, les lésions de l'appendice sont celles qui prêtent le plus à la confusion ; sans doute la forme aiguë
présente des symptômes classiques qui conduisent par une exclusion rapide au diagnostic : les commémoratifs, l'apparition de la
crise n'ont rien qui ressemble au début de la sclérose. Dans
l'appendicite la douleur a son maximum au point de Mac-Bur-
ney ; dans la sclérose utéro-ovarienne, elle a son siège dans une
zone décrite par Bouilly, soit à deux travers de doigt en-dessous
de la région appendiculaire (Obs. 20). Mais en dehors des signes
classiques, la sensibilité superficielle de la paroi n'est pas souvent aussi exquise que dans l'appendicite. On fera à chacune
de ces affections la part qui lui revient en se souvenant des
manifestations douloureuses, spéciales de l'ovarite scléreuse, différentes de celles de l'appendicite, en rappelant l'existence de la
crise inter-menstruelle, en se souvenant qu'à la sclérose kystique appartiennent les troubles de la menstruation ; qu'en outre,
le passé génital de l'une ne peut être confondu avec les antécédents de l'autre. Enfin, il faut avoir peu d'habitude de l'exa-

---

Obs. 20. — D. J..., 28 ans, souffre du ventre depuis cinq ou six ans, les
douleurs très violentes, intermittentes d'abord ont pris dans les dernières
semaines, un caractère continu et sont semblables aux phénomènes douloureux du début de l'appendicite. Après avoir été traitée pour cette affection
pendant quelque temps, la malade est envoyée à l'hôpital avec le diagnostic
de fibrome. Nous rejetons ce dernier qui ne correspond ni aux symptômes
généraux ni aux signes physiques que l'on peut observer. Quant au diagnostic d'appendicite, il n'est pas acceptable non plus ; les commémoratifs le
font rejeter, la zone douloureuse est celle de Bouilly et non le point de Mac
Burney. Au toucher, l'utérus est gros sans altération fibromateuse et dans
le cul-de-sac droit, la trompe dilatée se perçoit comme une masse dure :
c'est ce qui explique qu'on l'ait prise pour un petit fibrome. Les ovaires
adhérents aux trompes sont douloureux, augmentés de volume et à surface
irrégulière. Opérée le 12 décembre 1908. Les trompes sont dilatées, flexueuses,
les ovaires scléro-kystiques adhèrent aux trompes, Extirpation des annexes
des deux côtés, le pédicule est enfoui par des sutures en bourse, fermeture
de l'abdomen sans drainage. Suites normales.

men des annexes, pour, avec l'aide du toucher, du palper
bimanuel, du toucher rectal, et dans les cas particulièrement
difficiles, avec l'emploi du chloroforme, ne pas arriver à reconnaître l'état pathologique de l'appareil utéro-annexiel. Du reste,
les deux affections sont loin de s'exclure et il arrive de les trouver réunies. On peut parfois, dans ce cas, faire à chacune la part
qui lui revient dans le syndrome clinique de la malade ; mais si
le diagnostic ferme est. impossible, la laparotomie qui est indiquée dans les deux hypothèses permettra de lever tous les doutes
(Obs. 21).

Entérite muco-membraneuse. — Une autre affection du tube
digestif avec laquelle peut se confondre la sclérose utéro-
annexielle est l'entérite muco-membraneuse, et cela d'autant
plus que, se développant sur le même terrain et favorisées par
les mêmes causes, les deux affections sont parfois simultanées,
parfois à manifestations successives. Dans bien des observations,
ont voit une crise d'entéro-colite précéder ou suivre une poussée de sclérose ; dans d'autres cas, la manifestation intestinale
accompagne la crise ovarienne. La cause de cette simultanéité,
c'est que les neurasthéniques, et nous avons vu que nos malades
l'étaient presque toutes ont de l'atonie de tout l'appareil digestif,
une sécrétion peu abondante et peu active des sucs gastriques,

Obs. **21.** — X..., religieuse, âgée de 28 ans, très nerveuse, a des troubles
menstruels sur lesquels il est difficile d'être fixé, mais qui paraissent surtout être des ménorragies douloureuses ; elle a plusieurs fois éprouvé des
douleurs appendiculaires et, à la suite d'une crise plus forte, en avril 1904,
elle est forcée de s'aliter. A ce moment, elle souffre constamment avec poussées paroxystiques, tendance à la syncope, vomissements et production
d'une sorte de tumeur fantôme dans la région cæcale, qui disparait facilement pour se reproduire à **la** crise suivante ; il y a de la constipation, des
troubles digestifs, de la douleur au point de Mac Burney, une sensation de
cordon volumineux et douloureux dans la région appendiculaire et de la
douleur à la pression sur l'ovaire gauche. Diagnostic : appendicite et ovarite
scléreuse. Opérée le 10 juin 1904. Incision médiane, appendice très long à
muqueuse fortement congestionnée ; extirpation de cet appendice, l'ovaire
gauche scléreux dur, très réduit dans ses dimensions est enlevé, l'ovaire droit
kystique, ne présentant que quelques formations kystiques, je me contente
de faire à la pointe fine du thermocautère la cautérisation de ces kystes. Les
suites sont normales bien qu'à cause du nervosisme du sujet, il se soit produit une assez forte agitation post-opératoire. Le 13 juillet, les règles font
leur réapparition sans douleur et sans réaction. Depuis cette époque, la
guérison s'est maintenue, mais la malade se plaint de temps en temps de la
région ovarique droite ; il est probable que le travail de sclérose a continué
son action sur l'ovaire qui paraissait sain.

intestinal et pancréatique: elles font avec une déplorable facilité des fermentations intestinales. Quant au réveil de l'entérite par la crise génitale, l'explication en est facile : il est dû à ce que les adhérences de l'appareil utéro-annexiel avec l'intestin avoisinant tiraillent celui-ci qui, dès lors réagit, et la poussée entérocolite se développe. Le diagnostic sera donc complexe ; quelquefois, on pourra séparer les deux affections en se basant sur l'histoire de la maladie, la différence dans les manifestations de la douleur qui, dans l'entérite généralisée souvent à tout l'abdomen, se perçoit, quand elle se localise, dans des régions extra-génitales. En même temps, les selles auront des caractères spéciaux et seront pseudo-membraneuses, glaireuses ou sanguinolentes. A côté de ces symptômes intestinaux positifs, existeront des symptômes négatifs, provenant de l'appareil utéro-annexiel. Les deux affections seront ainsi diagnostiquées. Les mêmes signes nous permettront d'établir la complication d'entérite muco-membraneuse dans le cours d'une sclérose utéro-ovarienne. Quant au diagnostic d'entéro-colite, provoquée par l'existence d'adhérences il découlera de l'examen des crises paroxystiques de l'entérite, sous l'influence de phénomènes congestifs des organes génitaux.

Ptose. — Le syndrome douloureux abdominal est éveillé par la ptose des viscères, dont les appareils de suspension ont subi un relâchement leur permettant une mobilité anormale. Celle des organes supérieurs de l'abdomen n'offre que peu de rapport avec la sclérose utéro-ovarienne et ne sera pas confondue avec elle. Il en est tout autrement des ptoses intestinales, qui sont parfois accompagnées de symptômes douloureux, pouvant donner le change. La ptose, du reste, dans ces cas-là entraîne l'entéro-colite et provoque des phénomènes congestifs qui ont leur répercussion sur la circulation du petit bassin et dans l'appareil génital. La ptose ancienne des organes intestinaux peut donc entraîner par la périodicité des phénomènes congestifs qui en sont la conséquence un certain degré de sclérose. Mais c'est la ptose de l'appareil génital qui se rattache le plus directement à sa sclérose.

La conception étiologique, en effet, de cette variété de ptose, veut que rétrodéviation et prolapsus, comme toute ptose viscérale du reste, soient le propre de l'arthritisme. A lui appartient le relâchement des tissus fibreux, d'où résulte l'insuffisance des ligaments utérins, l'effondrement du périnée, les hernies intestinales, l'abaissement du rein et toutes les ptoses. Toutefois, malgré ce lien de parenté qui unit la ptose à la sclérose, il peut arriver que l'on observe la ptose à l'état isolé. Dans ce cas, l'examen de l'appareil génital démontre son intégrité. Les douleurs que provoque la ptose seront plus sourdes, généralisées à tout l'abdomen, soulagées par l'application d'une sangle abdominale, augmentées par la station debout et la fatigue, supprimées par le repos horizontal.

Névralgies pelviennes. — La douleur pelvienne sans lésion manifeste d'organe pouvant en expliquer le développement est admise par Richelot qui range dans cette classe les phénomènes douloureux graves, permanents et rebelles siégeant dans l'utérus, les ovaires, sans lésion définie et s'accompagnant d'un état névropathique. Pour Lejars, elle provient d'adhérences parfois très minimes d'un des organes contenus dans le ligament large, soit avec les organes voisins, soit avec d'autres parties des annexes. Pour nous, avec Bonnet, (1895) Labadie-Lagrave, Fraikin, nous n'admettons son existence extrinsèque qu'avec la plus grande difficulté ; et nous serions portés à croire que dans la plupart des cas, les grandes névralgies pelviennes, proviennent surtout d'altérations scléreuses de l'ovaire et des trompes. On trouve, en effet, comme signes de cette affection, des tiraillements douloureux dans le ventre, sensations de brûlures intenses, de pesanteur, des déviations utérines, des névralgies lombdo-abdominables, rétrécissement du canal cervical, exerçant leur action sur des sujets d'une nervosité excessive.

Or, tous ces symptômes que nous venons de décrire ne sont-ils pas ceux de la sclérose utéro-ovarienne ? Quant à l'existence d'adhérences nous ne pouvons qu'admettre qu'il en existe souvent, mais ce n'est pas encore là une cause d'élimination de la sclérose. Nous ne ferons donc pas le diagnostic différentiel de la sclérose utéro-ovarienne et des grandes névralgies pelviennes : nous dirons seulement qu'avec des symptômes communs et superposables, on pourra conserver le nom de névralgie pelvienne aux formes cliniques de l'affection dans lesquelles les signes physiques de la sclérose seront peu développés.

Varicocèle pelvien. — Le varicocèle pelvien n'est, en somme, qu'un trouble de la circulation veineuse du petit bassin préparant la sclérose. Dans la période avancée de l'affection, il ne saurait donc être question de diagnostic différentiel ; dans la période d'évolution, Paul Petit croit qu'on peut l'établir par une sensation spéciale d'empâtement qu'on éprouve par le toucher, et qui paraît surtout accentuée quand la malade est debout (Dudlay).

Hystérie. — Parmi les nombreuses manifestations morbides
que la doctrine de la Salpêtrière attribuait à cette névrose, celle
qui présentait le plus de ressemblance avec les lésions scléreuses
était l'ovarialgie des hystériques. Les caractères que l'on attribuait à cette affection sont d'exister chez les névropathes, de sié-
ger souvent à gauche, · d'être productrice de crises ; ce serait en
somme, une zone hystérogène à la pression progressive, avec
réveil de la crise à la pression très profonde. Mais en dehors de
l'état névropathique du sujet, les caractères de certaines ovarialgies sont tels qu'elles offrent le tableau clinique de l'ovarite scléreuse à petit ovaire. Or, nous avons enlevé bien souvent, des
ovaires qui macroscopiquement paraissaient sains et à la coupe
présentaient des lésions de sclérose suffisantes, pour expliquer
les phénomènes douloureux intenses et rebelles qui nous avaient
forcés à intervenir. Bien des ovarialgies des hystériques ne sont-
elles pas dues à des lésions de cette espèce ? Dans l'ovarialgie,
on donne en général comme signe que la douleur siège exactement à l'ovaire et lorsqu'on comprime cet organe entre les deux
mains, elle prend une acuité intense. Or cette manifestation douloureuse existe aussi dans la sclérose ; d'autre part, les lésions
utéro-ovariennes jouent dans la pathogénie des névroses, un rôle
si important que Bouilly pouvait dire que faire un diagnostic
exact chez ces nerveuses est affaire de tact et de prudence. Aussi,
quand il s'agira de névropathes à accidents hystériformes, faudra-t-il être très circonspect, multiplier les examens, les faire
sous chloroforme et cela d'autant plus que la forme de sclérose
utéro-ovarienne qui a le plus d'action sur l'état névropathique
des malades est non pas celle où des ovaires kystiques volumineux et des trompes gonflées facilitent le diagnostic, mais au
contraire, celle où l'on rencontre de petits ovaires indurés sans
prolifération kystique.

Diagnostic avec d'autres affections de l'appareil génital. —Après
avoir éliminé les affections générales ou abdominales qui pourraient être confondues avec la sclérose utéro-annexielle, nous
allons différencier celle-ci d'avec les maladies de l'utérus, des
trompes ou des ovaires avec lesquelles on pourrait la confondre.

Cette sélection présente certaines difficultés, car toutes les
maladies de l'utérus ont des symptômes communs, que Pozzi a
réunis sous le nom de syndrome utérin. Ce n'est que lorsque dans
cet ensemble de signes, le dessin de certains points s'est accen-
tué, que l'on arrive aux cas cliniques particuliers. Mais avant tout,
nous rappellerons encore qu'il ne faut pas considérer l'affection

comme pouvant intéresser isolément un des organes composant l'appareil génital. Il s'agit d'une affection générale de tout l'appareil, frappant plus rigoureusement selon les cas l'utérus ou l'ovaire ou la trompe, mais ne laissant jamais les autres organes indemnes. Le diagnostic, tout en étant celui d'organes malades, est surtout celui de processus pathologiques différents. ·

Diagnostic avec les métrites. — C'est cette considération qui nous permettra de faire le diagnostic entre la sclérose confirmée et les métrites chroniques, car la différenciation entre la période congestive qui précède la sclérose de l'utérus et la métrite inflammatoire est très délicate. Ce sont deux états analogues, provenant tous deux de l'attaque de l'organe par les agents pathogènes qui viennent le contaminer. Il n'y a entre les deux affections qu'une différence dans l'intensité de la contamination, à laquelle correspond une différence dans les réactions des tissus de l'organe. Donc moins de réaction générale à la période prodromique de la sclérose, moins de fièvre, moins de sécrétions muqueuses, moins de douleurs aiguës et surtout, absence de réaction considérable sur les annexes.

La métrite chronique présente des lésions du col et du corps, entraînant la classification en endométrite cervicale et endométrite du corps. Les caractères des premières, avec leur col irrégulier, béant à lèvres en ectropion ou à consistance molle, saignante, d'aspect bosselé ou lisse, parfois villeux, rouge ou violacé, siège d'érosions ou d'ulcérations plus ou moins étendues, se différencient par ces seuls signes de la sclérose où tous ces symptômes manquent.

La métrite du corps, présente de la douleur mais sourde, continue ou intermittente, de la pesanteur au bas ventre et dans les régions rénales ou périnéales, n'offrant par conséquent que peu de rapport avec les phénomènes douloureux de la sclérose ; exagérée par la pression, la douleur s'exaspère avant les règles et disparaît quelques jours après, atténuée par la saignée menstruelle. La pression sus-pubienne éveille une sensation de douleur que l'on pourrait croire causée par un ovaire prolabé dans le Douglas. Du col entr'ouvert s'écoule un liquide muqueux ou leucorrhéique plus ou moins abondant, crémeux, séreux, visqueux ou muco-purulent, quelquefois séro-sanguin. Tous ces signes manquent dans la sclérose.

La métrite hémorragique est un terme commode pour désigner une affection utérine à forme hémorragique, mais qui ne peut être conservé qu'en lui donnant cette signification : elle ne cor-

respond, en effet, à aucun état pathologique de l'organe. Dans
cette catégorie se classe la métrite fongueuse, à forme hémorragique qui se distinguera de la sclérose utéro-ovarienne par
l'augmentation de la cavité utérine, par l'irrégularité de l'écoulement et l'absence de douleurs. Du reste, si un doute subsistait,
la curette le lèverait, car dans la sclérose la muqueuse lisse ne
se laisse pas entamer (Terrillon), tandis que dans la métrite fongueuse l'instrument se charge de débris de muqueuse altérée
(Obs. 22) ; dans la même catégorie figureraient les métrorragies
consécutives à la rétention des débris placentaires, soit dans
l'utérus, soit plus souvent dans les cornes. Là, les commémoratifs, la forme continue de l'hémorragie, sa persistance, l'existence de la fièvre, la continuité et le caractère particulier de la
douleur ne permettront pas l'erreur, et c'est encore la curette
qui confirmera le diagnostic en ramenant des débris placentaires
caractéristiques.

Fibromes et fibromatose. — Les symptômes du fibrome utérin
sont trop nets pour que le diagnostic ne s'impose pas ; seuls,
les petits noyaux fibreux interstitiels peuvent donner le change,
mais ils ne constituent en réalité qu'un incident dans l'évolution
de la sclérose.

La confusion est plus facile avec les petits fibromes sous-
péritonéaux pédiculés ; dans ce cas, il y a absence de la douleur
caractéristique de Gallard et Ferrand. Les hémorragies ont un
caractère différent, les signes physiques ne prêtent pas à confusion ; on ne peut confondre le petit fibrome sous-péritonéal avec

---

Obs. 22. — L. L..., blanchisseuse, 22 ans, présente comme passé utérin,
deux grossesses à terme et un avortement au 3ᵉ mois. Depuis deux ans, elle
a des hémorragies accompagnées de douleurs qui l'ont forcée à faire à l'hôpital deux séjours pendant lesquels elle a été curettée sans aucun succès du
reste. Elle nous revient le 22 juillet 1902, saignant toujours, avec un état
général assez bon, mais une anémie très marquée. Les douleurs sont exas-
pérées pendant le début de la période menstruelle, puis s'amendent avec un
maximum intermenstruel. L'utérus bien que gros et peu mobile ne présente
pas de dégénérescence fibromateuse, et l'expérience est là pour dire que
l'état de la muqueuse n'est nullement la cause de la persistance des hémorragies. A gauche dans le cul-de-sac l'ovaire est perçu comme une petite
masse rénitente, douloureuse, assez fixe ; à droite, il est moins gros, mais
kystique aussi. Ces conditions font poser le diagnostic d'hémorragies par
sclérose de l'ovaire. Opération le 31 juillet, on trouve un utérus saignant au
moindre contact et adhérent par sa face antérieure ; à gauche une masse
annexielle volumineuse à adhérences molles et ovaire kysto-hématique, à
droite ovaire kystique du volume d'une noix.

l'ovaire kystique : ils n'ont pas la même consistance, et la dureté
caractéristique du fibrome le rapprocherait plutôt de l'ovaire
scléreux, mais celui-ci est tellement douloureux que l'erreur est
impossible. Quant à la fibromatose utérine qui de toutes les évo-
lutions fibreuses, est celle qui se rapproche le plus de la sclérose
utérine, elle ne peut en être séparée, car la sclérose l'accompagne toujours.

Déviations utérines. — Il en est de même pour les déviations
utérines ; celles-ci, en effet, par les troubles mécaniques qu'elles
entraînent dans la circulation de l'appareil génital, entretiennent
la congestion chronique et provoquent la sclérose terminale
(Obs. 23). La question doit donc se poser non pas au point de
vue d'un diagnostic différentiel mais plutôt à celui d'un diagnostic étiologique. Nous n'avons pas à établir les signes bien connus des déviations utérines; rappelons toutefois que c'est par les
signes physiques et surtout par le palper bimanuel et le toucher
rectal que l'on aura les renseignements nécessaires pour appré-
cier la fixité de l'utérus ou sa mobilité, la possibilité ou l'impossibilité de la correction de la position vicieuse, l'état exact des
adhérences, élément de première importance, qui permettront
de présumer du degré de sclérose des organes avoisinants.

Cancer. — Les symptômes de l'épithélioma utérin sont trop
connus pour que nous en fassions le diagnostic différentiel avec
la sclérose utérine, bien que dans le début des affections ayant
intéressé le corps, l'allure des métrorragies puisse parfois in-
duire en erreur. Toutefois, nous mentionnons cette affection
parce que, comme nous l'avons établi, le développement de
l'épithélioma dans l'utérus s'accompagne toujours de sclérose
de l'ovaire, et à ce point de vue qui touche au diagnostic étiologique, il devait figurer dans cette énumération.

Obs. 23. — C. M..., 26 ans, domestique, d'une santé délicate, toujours
irrégulièrement réglée, souffre depuis quelques mois du bas-ventre. La douleur née spontanément dans la zone suspubienne s'irradie vers les lombes,
s'exagère par la marche et la station verticale et diminue avec le repos ; diges-
tions difficiles, mictions fréquentes mais indolores. L'abdomen est souple; par
le toucher et le palper combinés on sent l'utérus très antéfléchi et appliqué
contre la symphyse; les ovaires sont douloureux, augmentés de volume, les
trompes moniliformes et douloureuses aussi. En somme, il s'agit d'une
antéflexion avec sclérose annexielle, nous nous proposons de corriger la dévia-
tion, mais après ouverture du ventre, nous trouvons des ovaires scléro-kystiques fixés par des adhérences aux trompes, très atteintes elles aussi, l'étendue des lésions scléreuses ne permet pas de tenter la conservation des organes
et nous devons pratiquer une hystérectomie,

Affections de la trompe. — Le diagnostic de la sclérose utéro-ovarienne d'avec les affections des trompes, subit l'influence de la période à laquelle est examinée l'évolution scléreuse. Le caractère inflammatoire de la période de congestion la rapproche des infections tubaires, tandis que dans la sclérose confirmée, c'est avec les salpingites chroniques que la distinction devra se faire·

1° *Période congestive*. — La congestion de la trompe devra être différenciée de la salpingite catarrhale, premier stade du pyosalpinx ; nous nous trouvons ici dans les mêmes conditions que pour les inflammations utérines, nous avons affaire à des infections provenant des mêmes éléments microbiens et qui ne diffèrent que par leur virulence, l'intensité de la réaction des tissus tubaires. A l'infection atténuée correspond la congestion qui aboutira à la guérison si l'attaque ne se renouvelle pas, à la congestion chronique, puis à la sclérose dans le cas d'infections répétées successives. Le pyosalpinx au début de son histoire présente une infection intense bien différente de l'infection discrète de la période initiale de la sclérose ; la douleur constante, lancinante, pongitive, ne se calme ni par le repos, ni par aucun moyen médical ; la glace seule, largement étalée, atténue la sensation douloureuse, donc pas de confusion possible avec l'élément douleur de la sclérose. La réaction dans le premier cas est franchement péritonéale ; dans le second, c'est tout au plus du péritonisme, la fièvre avec élévation vespérale à 39, 40 n'existe pas dans la sclérose, s'il n'y a aucune infection surajoutée (Obs. 24). Lorsque le pyosalpinx est établi, même refroidi, la température présente des oscillations que l'on ne trouve pas dans la sclérose, les culs-de-sac sont bâtis, l'utérus immobilisé, le con-

---

Obs. 24. — C. B..., domestique, pleurésie à 18 ans, fièvre typhoïde à 23 compliquée de phlébite. Depuis sa pleurésie, souffre du bas-ventre au moment des règles qui se prolongent pendant huit jours. Depuis un an leucorrhée. Le 10 avril apparaît un molimen intermenstruel qui détermine une hémorragie persistante. Quelques jours auparavant, la malade avait reçu un coup de chaise dans le ventre (?). Entre à l'hôpital le 19 avril 1904, l'hémorragie s'arrête par le repos au lit. Au toucher, utérus gros, dévié dans le cul-de-sac gauche, l'ovaire volumineux et fixe attenant à une trompe présentant un petit pyosalpinx, à droite, ovaire kystique, la trompe est également envahie. Diagnostic : Sclérose utéro-ovarienne, avec pyosalpinx surajouté. Opération le 3 mai 1904. Les annexes se montrent enflammées. A droite, un kyste à contenu citrin du volume d'une orange est accolé à l'ovaire kystique ; au-dessous du kyste une petite poche salpingienne remplie de pus : à gauche, petit pyosalpinx et ovaire polykystique. Ablation totale (procédé américain). Drainage vaginal. Guérie le 24 mai.

tact du doigt sur les culs-de-sac éveille une douleur spéciale
(Obs. 25). A côté de ces salpingites franchement purulentes, il
en existe d'autres plus atténuées où la douleur est moins continue, présente des rémissions, où la réaction péritonéale est
moindre, mais s'accompagne encore d'une courbe thermique bien
caractéristique. Le diagnostic plus difficile peut parfois être fait,
mais il faut se souvenir que ces formes d'infections deviennent
des agents provocateurs de la sclérose pour peu qu'elles ne
soient pas très rapidement arrêtées. Les infections précédentes
étaient des infections ascendantes, dans lesquelles la trompe,
atteinte consécutivement à l'utérus, réagissait sous l'action des
mêmes éléments pathogènes ; il existe d'autre part un agent à
infection descendante par voie sanguine qui, se fixant particulièrement sur la trompe, y provoque des phénomènes inflammatoires qui peuvent donner le change : c'est l'agent pathogène de la tuberculose, le bacille de Koch. Nul mieux que lui ne
montre la caractéristique de la sclérose qui est de provenir d'une
infection atténuée. La tuberculose inflammatoire se manifestera
dans la trompe par une augmentation légère de volume, un
accroissement plus marqué de la longueur ; l'organe prend une
consistance moniliforme, on y sent de petits cordons durs,
sinueux, effilés à l'extrémité externe, renflés à l'extrémité utérine, le tout se développant avec une apyrexie complète. Il importe de rechercher avec attention les antécédents tuberculeux
chez la malade, chez ses ascendants ou encore dans l'appareil
génito-urinaire du mari. E. Hégar, Willand et Bulius, ont signalé
l'induration au niveau de la portion interstitielle de la trompe
et l'existence d'un nodule fibreux du volume d'un pois dans le
cul-de-sac postérieur comme symptôme de tuberculose de l'an-

Obs. 25. — C. E..., 29 ans, présente depuis deux ans des douleurs violentes
dans la région hypogastrique ; les chirurgiens consultés, pensant à une
annexite suppurée, pratiquèrent par deux fois l'incision du cul-de-sac ; mais
aucune amélioration ne suivit ces interventions, et les douleurs ne firent
qu'augmenter de violence. Au reste, les commémoratifs, l'histoire de ces
interventions après lesquelles aucun drainage ne fut fait, l'absence de suppu-
ration consécutive tout chez cette malade semble prouver qu'il n'y a jamais
eu de salpinx bombant dans le Douglas, mais des phénomènes inflammatoires
développés autour d'un ovaire microkystique prolabé dans le Douglas. Laparotomie le 5 mai 1905. Lésions annexielles bilatérales : à gauche annexes tor-
dues sur elles-mêmes, prolabées dans le Douglas et fixées par des adhérences
fibreuses ; à droite ovaire microkystique mais non déplacé. Ablation des
annexes, suture du péritoine, suture de la paroi sans drainage. Suites normales.

nexe. De ces symptômes, le deuxième correspond à la forme classique de tuberculose génitale, le premier est simplement un signe de sclérose. La tuberculose confirmée, celle où le nombre des bacilles est considérable, celle où toutes les réactions, toutes les inoculations sont positives, a les allures de la salpingite catarrhale dont nous avons parlé, ne différant de celle-ci que par le mode d'inoculation et le terrain sur lequel elle se développe. Les éléments de diagnostic seront donc les mêmes.

2° *Période de sclérose confirmée.* — La trompe chroniquement enflammée s'allonge, ses parois s'hypertrophient et son volume s'accroît par la production d'un hydro ou parfois d'un hémato-salpinx (Obs. 26 et 27) elle contracte des adhérences. Il faudra donc différencier ces formes de salpingite scléreuse avec d'autres formes ayant avec elles une grande ressemblance, mais provenant d'une tout autre cause; il faudra en outre les différencier d'avec d'autres affections pouvant les simuler.

Hydrosalpinx. — L'hydrosalpinx ne coïncidant pas avec la sclérose annexielle se différencie par l'absence de phénomènes douloureux sauf ceux que provoquent les adhérences avec l'épiploon, l'utérus, l'intestin; douleurs dont les caractères diffèrent

Obs. 26. — D. L..., cuisinière, 31 ans, entrée à l'Hôtel-Dieu le 14 juin 1904, nervosisme exagéré, a de l'aménorrhée depuis deux mois et souffre depuis longtemps; présente la douleur intermenstruelle très nette. Dans la fosse iliaque gauche, une tumeur assez mobile en forme de croissant indépendante de l'utérus est incluse dans le ligament large, à droite autre tumeur de la grosseur d'une orange. Les rapports avec l'utérus indiquent qu'il s'agit de tumeur de la trompe, vraisemblablement d'hydro-salpinx double avec sclérose ovarienne. Opérée le 18. Double hydrosalpinx avec adhérences épiploïques à contenu citrin clair, ovaire gauche microkystique, le droit très dur à la coupe, accolé à l'utérus qui paraît peu atteint. (Hystérectomie subtotale).

Obs. 27. — V. P..., ménagère 29 ans, réglée à 18 ans, a toujours souffert au moment des règles qui progressivement ont diminué de durée et d'intensité, sent depuis six mois une grosseur dans la fosse iliaque droite, au palper bimanuel on limite facilement cette tumeur sensible à la pression et séparée de l'utérus qui est volumineux; elle a la grosseur d'une mandarine, s'est développée aux dépens de la trompe, c'est un hydrosalpinx. Opération, 10 novembre 1906. Utérus fibromateux mais pas très gros. Trompe droite énorme, en forme de cornemuse pleine de liquide citrin. Ovaire droit macrokystique et prolabé dans le Douglas; c'est lui qui constituait la saillie dont dont nous avons parlé. Trompe gauche augmentée de volume. Ovaire gauche macrokystique. Extirpation totale. A eu quelques signes inquiétants le lendemain : vomissements, malaises, essoufflement, pouls à 130, dilatation de la pupille, provoqués par l'emploi de la Scopolamine. Après deux jours tout rentra dans l'ordre.

de celles de l'ovarite kystique : pas d'hémorragie dans l'hydrosalpinx dont les signes physiques sont ceux de tumeurs plus ou
moins régulièrement ovoïdes, bosselées, dures par places, fluc-
tuantes en certains points. L'ovaire et la trompe sont ordinairement confondus, mais toutes ces tumeurs, quelle que soit leur
nature, sont nettement séparées de l'utérus par un sillon plus
ou moins accusé au fond duquel on peut reconnaître le pédicule
qui relie les annexes malades à la corne utérine correspondante.

Hématosalpinx. — Il existe une espèce d'hématosalpinx dans
la sclérose annexielle ; elle peut se reconnaître à l'abondance
des hémorragies et à l'impossibilité de les arrêter par des moyens
ordinaires ; aiguillé dans ce sens, le diagnostic s'établira par la
consistance de la trompe, moins dure que dans l'hydrosalpinx,
donnant une sensation d'empâtement et correspondant à un
ovaire kystique. C'est, en effet, toujours à la rupture intratubaire
d'un kyste hématique que l'hématosalpinx de la sclérose doit
son existence. Dès lors, le diagnostic est facile avec la grossesse tubaire : pas d'arrêt antérieur des règles, précédant l'apparition d'hémorragies à flots successifs, véritable expression
utérine ; pas de ces tableaux dramatiques de la rupture intra-
péritonéale d'un kyste fœtal, peut-être un peu moins de douleur
que dans les autres espèces de sclérose.

Abcès froid de la trompe. — Les commémoratifs, l'intensité
de la poussée fébrile au moment de l'envahissement de la trompe,
la persistance de l'élévation thermique, l'immobilisation de l'utérus et des annexes l'empâtement de la région tubaire, puis plus
tard son extension aux muscles latéraux de l'abdomen, seront
des éléments de diagnostic suffisants de cette forme d'altération
de la trompe.

Kyste ovarique. — En dehors des altérations de la trompe, il
y a des affections qui peuvent, par certains signes physiques se
rapprocher des hydrosalpinx de la sclérose ; nous disons par les
signes physiques, car les autres symptômes diffèrent complètement et facilitent ainsi le diagnostic. Le kyste de l'ovaire au
début : est plus mobile, plus distant et plus indépendant de l'utérus, indolore ; le kyste du ligament large kyste, séreux, n'a avec
l'hydrosalpinx d'origine scléreuse de différence clinique que
par les symptômes généraux ; quant aux kystes hydatiques, par
ceux que nous avons observés, nous pouvons conclure que le
diagnostic est impossible sauf par la réaction de fixation du complément. Les mêmes éléments nous serviront à diagnostiquer les
tumeurs solides de l'ovaire au début. En réalité, l'histoire de la

maladie et les symptômes généraux suffisent, sinon pour défendre le diagnostic d'une manière absolue mais pour le diriger suffisamment. Peut-on toujours dans le cas de coexistence de lésions tubaires et ovariques faire la part qui revient à la trompe ou à l'ovaire ? « C'est, il faut l'avouer, un diagnostic le plus
« souvent impossible. Les lésions des deux organes sont rare-
« ment dissociées, l'ovaire est même très souvent plus ou moins
« étroitement uni à la trompe par des adhérences, si bien que
« la tumeur que l'on rencontre est mixte tubo-ovarienne. Il
« existe cependant des cas où le toucher par la palpation bi-ma-
« nuelle permet de différencier le cordon épais que forme la
« trompe de la tumeur oblongue que forme l'ovaire : celle-ci
« est incomparablement plus mobile et plus détachée des bords
« de l'utérus ; outre ces caractères de forme et de mobilité, l'ovaire
« présente quand il est enflammé une sensibilité excessive »
(Pozzi).

Ovaire (affections de l'). — Ici le problème à résoudre est double. La première question qui se pose est celle-ci : en présence d'une femme offrant le syndrome scléreux génital, quelle est la forme de sclérose qu'elle présente, et avec quelles affections de l'ovaire pourrait-on la confondre ?

Diagnostic de la forme de l'altération de l'ovaire. — A cette première question la réponse sera préparée par l'examen de l'ensemble général des symptômes. Le petit ovaire dur, scléreux, entraînant des réactions douloureuses succède à des infections plus manifestes que l'ovaire polykystique ; le premier de petit volume, présentant au toucher bi-manuel une douleur exquise est moins fréquemment prolabé mais plus souvent fixé en position vicieuse par ses adhérences qui sont presque une règle en ce cas ; le deuxième plus gros et, par cela même plus souvent déplacé est moins douloureux spontanément et moins sensible à la pression. Hyar et Martin soutiennent qu' « on peut sentir
« quelques follicules ayant subi la dégénérescence kystique et
« qui donnent aux doigts la sensation d'une vésicule distendue
« élastique, ayant la grosseur d'une noisette » (Martin). Mais il faudrait pour cela des conditions tellement spéciales qu'elles ne se rencontrent que très rarement.

Le diagnostic d'ovaire polykystique posé, il reste à savoir la nature du contenu kystique, élément qui a une grande importance au point de vue du pronostic. Il importe en effet, de différencier les kystes séreux des kystes hématiques ; nous ne parlerons pas de ceux dont le contenu évolue vers la purulence, car la courbe de température dans ce cas suffit pour fixer le diagnostic. Le kyste hématique se différenciera du kyste simple par les phénomènes métrorragiques qu'il entraîne. Dans la sclérose utéro-ovarienne à hémorragies importantes, à périodes prolongées, on peut quelquefois trouver dans l'utérus les causes de la métrorragie, mais bien plus souvent, celles-ci n'existant pas, c'est dans l'ovaire, comme l'a dit Tait, que se trouve l'agent provocateur de la perte sanguine. On ne saurait trop insister sur la nécessité de ce diagnostic, car outre les dangers au point de vue de la santé générale des hémorragies répétées ou prolongées, de pareilles lésions constituent une menace pour le développement d'hémorragies intratubaires toujours graves.

Diagnostic avec les autres affections de l'ovaire. Prolapsus de l'ovaire. — Le prolapsus simple de l'ovaire se sera fait brusquement, en pleine santé génitale, à la suite d'un effort, marche, soulèvement de fardeau, ou de fatigue vénérienne, soit enfin sous l'influence d'une cause minime aidée de la compression exercée par un corset trop serré. Il se sera produit, disons-nous, brusquement, et cette soudaineté du début pourrait en imposer peut-être pour la douleur brusque intermenstruelle de l'ovarite scléro-kystique ; mais dans celle-ci, on trouve une sorte de répétition à chaque époque déterminée, tandis que dans l'histoire de la luxation ovarique, si ce phénomène s'est déjà présenté, ce n'est qu'à intervalles éloignés et irréguliers. Du reste, les deux crises douloureuses n'ont aucun rapport. La luxation ovarique se manifeste par une douleur spéciale : la sensation de piqûre dans la région ovarienne ; à la suite d'un pansement bien fait ou mieux encore, d'une séance de massage menée avec beaucoup de prudence, la douleur cesse complètement ; dans la crise de douleurs intermenstruelles il est impossible d'effleurer même légèrement l'organe malade.

Ovarite suppurée. — Nous n'insisterons pas sur le diagnostic de l'ovarite scléreuse, avec l'ovarite suppurée. La marche de l'affection, les phénomènes fébriles, la courbe de température, le retentissement péritonéal sont des éléments qui empêchent de confondre l'abcès de l'ovaire avec des troubles scléreux à quelque moment qu'on les considère.

Tumeurs de l'ovaire. — En prenant la consistance, comme base du diagnostic différentiel de l'ovarite scléro-kystique avec les tumeurs solides de l'ovaire, on s'exposerait à des erreurs, car la sensation demi-rénitente de l'ovaire polykystique diffère peu de celle des cystosarcomes, par exemple. Mais la petite tumeur

4

sarcomateuse n'est pas douloureuse, et quand elle le devient par
la production des adhérences, son volume ne permet plus la confusion. La consistance dure de l'ovaire scléreux se rapprocherait de celle de l'enchondrome, mais la douleur du premier ne
se trouve pas dans l'enchondrome au début, et quand l'affection
a évolué, les différences s'établissent nettes.

De même pour le diagnostic avec la maladie kystique de Pozzi,
transformant l'organe en une masse d'aspect cloisonné et multi-
lobulaire variant du volume du poing à celui de la tête, sorte
de dégénérescence myxœdémateuse (Toupet) de l'ovaire probablement maligne, mal connue encore cliniquement et histologi-
quement, mais différant peu par son volume de l'ovaire polykystique.

Le diagnostic est rarement à faire avec le cysto-épithéliome ;
le début de l'affection est trop insidieux pour attirer l'attention
de la malade, et plus tard la confusion n'est plus possible. Tout
autre est le petit kyste pédiculé sous-péritonéal : celui-ci offre
certains symptômes trompeurs ; s'il n'est pas douloureux en
général, s'il est à peu près sans action sur l'évolution menstruelle, il n'en constitue pas moins une petite tumeur ronde,
mobile, ayant quelque caractère de ressemblance grossière avec
l'ovaire polykystique. Mais la pression entre les deux mains
n'évoque nullement la douleur spéciale que provoque la même
manœuvre sur l'ovaire scléreux ; en outre, tandis que celui-ci a
une tendance à tomber dans les culs-de-sac, le petit kyste se
déplace vers la partie supérieure. Enfin, l'examen attentif permet d'isoler le kyste et l'ovaire et d'établir la position respective
de chacun d'eux. Ces signes physiques confirmés par l'existence
ou l'absence des symptômes généraux permettront d'établir le
diagnostic.

Kystes dermoïdes. — D'un volume plus considérable que
l'ovaire polykystique, ceux-ci ne pourraient être confondus avec
lui que lorsqu'ils sont encore de petite taille ; l'ovaire polykystique volumineux s'accompagne toujours d'hydrosalpinx, tandis
que dans le kyste dermoïde la trompe reste en général indemne.
Les parois plus épaisses du kyste dermoïde devraient présenter
plus de consistance que la mince enveloppe des productions
kystiques de l'ovaire scléreux ; mais on sait combien cette appré-
ciation est difficile. Quant à la douleur, en dehors des phénomènes suraigus, que provoque la torsion du pédicule et dont
l'intensité est telle qu'aucune erreur n'est possible, il en est
d'autres qui sont le résultat des adhérences de cette tumeur et

se rapprocheraient de ceux de même origine que l'on peut rencontrer dans l'ovarite kystique. Mais alors, en dehors des autres symptômes, il existe une tumeur arrondie plus volumineuse, s'élevant vers l'abdomen au lieu de descendre vers le petit bassin, sans participation de la trompe à son développement.

Tuberculose de l'ovaire. — On sait que la tuberculose primitive de l'ovaire est une affection d'une rareté excessive ; l'ovaire ne devient tuberculeux qu'après la trompe, nous n'aurons donc pas de diagnostic à faire pour l'ovaire lui-même, ce diagnostic étant fait par la forme du salpinx concomitant.

Reliquats de périmétrite et d'hématocèle. — Il est un état pathologique du petit bassin, pouvant donner le change et faire croire à des lésions de sclérose, alors que l'évolution de l'affection et son anatomie pathologique en diffèrent non moins que les symptômes; nous voulons parler des altérations de l'utérus et des annexes consécutives à la régression de salpingites suppurées ou d'hématocèles, dans lesquelles, à l'œil nu, il existe quelque ressemblance avec la forme macroscopique de l'affection que nous étudions, mais où l'examen histologique révèle une dissemblance complète. Les troubles circulatoires qui ont amené ces lésions ont eu pour facteur la circulation spéciale des adhérences dont le développement s'est fait dans des conditions telles que la malade en retrace nettement l'histoire. Elle racontera qu'après interruption des règles, elle a eu des phénomènes péritonéaux graves, des poussées fébriles intenses, qu'il a fallu lui immobiliser et lui glacer le ventre et que ce n'est qu'après une période aiguë des plus dramatiques que le refroidissement s'est établi et que l'affection a pris une marche chronique. Ces malades souffrent mais c'est la douleur par adhérences qu'elles éprouvent, continue et sans interruption; les règles parfois douloureuses ne présentent aucun des caractères que nous avons étudiés, elles sont suivies de leucorrhée abondante, l'utérus dont nous avons signalé l'hypertrophie est immobilisé ; tous symptômes que nous ne trouvons pas dans la véritable sclérose.

Diagnostic étiologique. — La nature scléreuse de l'affection génitale étant établie, il est important pour le pronostic et le traitement, de compléter le diagnostic différentiel par celui du facteur étiologique qui l'a amené.

Diagnostic de l'infection. — L'infection ascendante ne sera pas toujours facilement dépistée. Autant, en effet, le diagnostic des formes graves produites par l'irruption de streptocoques, de gonocoques et de tous les saprophytes envahissant l'utérus après

avoir souillé le vagin, et de là par les voies habituelles gagnant
la trompe et les ovaires est rendue facile par les phénomènes
généraux que détermine l'invasion microbienne, autant l'infection
atténuée d'emblée, qui parfois n'a fait que traverser l'utérus pour
congestionner les annexes, peut être difficile à établir. L'examen
le plus minutieux des commémoratifs, les cultures des liquides
vaginaux, la recherche des affections du conjoint devront être
faits avec le plus grand soin (Obs. 28). Non seulement il faudra
examiner le vagin mais aussi les organes avoisinants car l'infection peut en provenir.

La voie ascendante est aussi, bien que très rarement, adoptée
quelquefois par le bacille de Koch, venant provoquer la sclérose
par le développement des phénomènes inflammatoires de la
trompe sur laquelle il se fixe. Plus souvent, c'est par voie descendante que se fera l'envahissement tuberculeux. Les moyens
de recherche sont ici beaucoup plus difficiles et ce n'est que par
exclusion d'autres agents infectieux et par l'étude des commémoratifs que l'on arrivera au diagnostic ferme de tuberculose
inflammatoire.

Troubles circulatoires. — Les troubles circulatoires d'origine
mécanique pure sont produits par des déviations utérines faciles
à reconnaître, par des déplacements et des attitudes vicieuses de
l'ovaire et de la trompe d'un diagnostic plus délicat mais qu'un
examen attentif permettra de révéler.

Chez la jeune fille, une autre cause sera à discuter, c'est la
perversion de la fonction physiologique qui s'est mal établie au

---

Obs. 28. — D. N...., 25 ans, sans antécédents pathologiques, infectée dès
les premiers rapports, souffre depuis son mariage de la région hypogastrique droite, en même temps ses règles ont retardé et sont accompagnées de
douleurs de plus en plus accentuées, tout travail devenant impossible par
l'exacerbation des phénomènes douloureux, elle entre à l'hôpital le 31 décembre 1903. Le ventre est douloureux, tendu, un écoulement sanguinolent dure,
depuis quelques jours, l'utérus est gros, fixé au cul-de-sac postérieur, l'ovaire
gauche douloureux et gros, la trompe à peu près normale, la droite volumineuse, l'ovaire du même côté n'est pas isolable. Diagnostic: sclérose utéro-
ovarienne, avec adhérences anciennes et hydrosalpinx. Opérée le 16 janvier
1904. L'utérus a contracté des adhérences avec la vessie et le cul-de-sac postérieur, on les décolle en suivant un plan de clivage facile à trouver en avant,
plus difficile en arrière. L'organe est volumineux et dur, l'ovaire gauche est
polykystique, la trompe gauche saigne, l'ovaire droit kystique, la trompe du
même côté de volume quadruplée est pleine de sérosité louche, hystérectomie (procédé américain), drainage, la guérison rapide s'est depuis maintenue
parfaite.

début et ne peut arriver à prendre un type normal, soit par exagération de l'hypertrophie et de l'œdème congestif physiologique et normal, soit par insuffisance de la production de ces phénomènes. L'histoire du développement de l'affection renseignera le clinicien, mais n'oublions pas que dans la plupart de ces cas, il faudra un examen des plus scrupuleux; car bien souvent, ces troubles de développement masquent les méfaits de la tuberculose inflammatoire.

Diagnostic du terrain. — Un dernier élément de diagnostic nous reste à envisager et non des moindres : *le terrain.* Comme nous l'avons vu, l'effet des facteurs étiologiques dépend en grande partie du terrain sur lequel ils opèrent. La congestion chronique n'agit pas et ne se développe pas également sur tous les sujets, et parmi ceux qui y sont particulièrement prédisposés, nous avons cité les arthritiques nerveuses, les tuberculeuses, les névrosées. Nous ne referons pas le tableau clinique de ces différents types, nous nous sommes suffisamment étendu sur cette question dans le cours de l'exposé des symptômes et, nous ne pourrions que les rappeler en nous exposant à de nombreuses redites. Il suffira de se reporter à notre symptomatologie, aux travaux de Richelot pour l'arthritisme nerveux, à ceux de Poncet et Leriche pour la tuberculose inflammatoire, pour y trouver les éléments de ce diagnostic.

ANATOMIE PATHOLOGIQUE

Les altérations que l'on peut rencontrer dans les diverses formes de la sclérose utéro-ovarienne, varient avec la période de l'évolution de l'affection et l'organe principalement atteint. Nous avons plusieurs fois établi dans le courant de cette étude, que le début de la maladie consiste en phénomènes congestifs, dont la répétition successive amène le développement d'une période d'état : la sclérose.

Dans la période congestive, l'aspect du petit bassin est le suivant : de l'hyperhémie partout ; et par là, nous voulons dire non seulement dans l'appareil génital, mais aussi dans les parties avoisinantes. L'utérus est rouge, avec des teintes variant du rouge clair au violet; soulevez-le, vous verrez son enveloppe scléreuse saigner à la traction de la griffe et il sera difficile d'arrêter le suintement provenant de cette blessure, pourtant insignifiante.

Le ligament large est congestionné ; la trompe, moins foncée que l'utérus, présente à l'œil une fine arborisation comparable pour le dessin aux plus délicates injections de lymphatiques mais non pour la teinte, qui est d'un rouge vif. Le même réseau se rencontrera parfois sur l'ovaire, mais le plus souvent à cette période, c'est la teinte brun foncé du kyste hématique qui domine, prouvant ainsi que l'ovaire participe à l'hyperhémie générale.

La disposition normale des ligaments larges et des organes qu'ils contiennent subissent des modifications importantes par le fait des adhérences, conséquences fréquentes de l'inflammation utéro-ovarienne. Elles fixent l'utérus dans le Douglas, l'ovaire dans une position vicieuse, unissent l'intestin à l'utérus, la trompe à l'ovaire, modifient la direction et l'aspect de la trompe, l'accolent à l'utérus et changent en somme entièrement l'aspect du petit bassin. A cette période congestive, succède la sclérose.

L'aspect a changé, l'utérus en général volumineux, parfois au contraire de dimension normale, est devenu dur et pâle : les trompes gonflées ou non de liquide ont repris leur teinte ordinaire : les ovaires sont scléreux durs et petits ou, au contraire, gros et kystiques. Des adhérences précédentes les unes ont disparu par suite de la régression des phénomènes inflammatoires, les autres au contraire se sont établies définitivement, mais elles ont alors acquis une consistance plus grande et résistent au décollement, contrairement à ce qui se passait lors de la précédente période. (Obs. 29).

Obs. 29. — D. J..., 20 ans, journalière, entre à l'hôpital le 4 mai 1909 pour des phénomènes douloureux intenses, siégeant dans le petit bassin et dont le début remonte à un avortement ayant eu lieu trois mois auparavant. Antécédents héréditaires peu chargés, sauf à signaler la mort de cinq sœurs en bas âge et surtout l'arthritisme de sa mère fortement migraineuse. Réglée à 14 ans, elle souffre à chaque menstruation, est obligée de s'aliter, les règles sont irrégulières, pas de douleur intermenstruelle. Le 28 février, avortement ; curettée à Montpellier, elle sort de la clinique le 25 continuant à souffrir. Cet état empirant, elle entre à l'hôpital. Jeune femme pâle, non amaigrie, présentant à son arrivée une température de 39° que le repos et la glace ramènent rapidement à la normale. Les fosses iliaques sont douloureuses, avec irradiation vers les lombes et les cuisses ; examen difficile à cause de la douleur, utérus petit, peu mobile, les annexes augmentées de volume atrocement douloureuses. Le traitement médical n'amenant aucune amélioration et le diagnostic de sclérose confirmée s'imposant, on intervient le 21. A l'ouverture du ventre, on trouve l'utérus accolé et fixé au rectum, les annexes cachées sous lui, le tout voilé par des adhérences lamelleuses très solides ; on arrive à les décoller et à terminer l'hystérectomie par le procédé américain. Drainage vaginal, péritonisation.

La pièce enlevée est assez remarquable et nous en faisons la description

Ces lésions ne sont pas symétriques et, bien souvent on aura trompes et ovaires sains d'un côté, tandis que du côté opposé la lésion sera très marquée, ou bien un ovaire sain et une trompe atteinte et, du côté opposé des manifestations inverses. Mais il faut se tenir en garde contre les conséquences erronées de cette disposition anatomique. Le processus de sclérose peut se manifester plus particulièrement sur telle ou telle portion de l'appareil, mais elle l'attaque toujours tout entier ; l'oublier pourrait avoir des conséquences néfastes !

Entrant maintenant dans le vif de la question, nous allons étudier successivement les lésions macroscopiques et microscopiques que présentent l'utérus, la trompe et l'ovaire.

Utérus. — Lésions macroscopiques. — La sclérose utérine, mieux comprise aujourd'hui dans son étiologie et sa pathogénie, mieux étudiée dans son histologie a été observée dès le début des études gynécologiques; Scanzoni avait écrit sous le nom de première période ou période d'infiltration de la métrite chronique ce que nous envisageons aujourd'hui comme congestion utérine chronique : il décrivait sous le nom de deuxième période ou période d'induration de la métrite chronique ce que nous envisageons être la sclérose utérine. Ces deux périodes distinctes, nous sommes obligés de les conserver tant dans l'étude macroscopique que dans l'étude microscopique de cette affection.

L'aspect macroscopique de l'utérus varie selon la période dans laquelle on le considère. Pendant la période congestive, le muscle utérin chez la plupart de nos malades (arthritiques nerveuses, neurasthéniques) est atone, et, par ce fait, incapable d'entrer

---

ci parce qu'elle nous a paru réaliser un type très complet de sclérose utéro-annexielle.

Le corps utérin recouvert de péritoine lisse en avant a sa face postérieure rouge cruentée par suite du décollement des adhérences, particulièrement solides en un point située à l'union des tiers moyen et inférieur; là se trouve un véritable noyau d'induration ; de chaque côté les deux masses annexielles sont à peu près symétriquement placées ; les trompes contournées en S recouvrent, coiffent pour ainsi dire les ovaires ; ceux-ci contiennent l'un et l'autre quelques petits kystes ; des adhérences très solides fixent le tout dans cette position et il faut une véritable dissection pour isoler chaque élément. Enfin dans l'épaisseur de la trompe droite au niveau de son tiers interne et au point de son implantation sur la corne utérine, on sent et on voit deux noyaux jaunâtres, le premier allongé, le second plus arrondi, du volume d'un pois, de consistance très dure, ils occupent l'un et l'autre toute l'épaisseur des parois du conduit tubaire sur tout son pourtour. Ils donnent l'impression de deux noyaux d'épididymite.

brusquement en érection, et de devenir brusquement tendu et rigide au moment de la ponte ovulaire. Cette érection imparfaite, au lieu de cesser brusquement, se termine par une lente décongestion, et les veines restent engorgées ; la quantité de sang retenu dans l'utérus est en excès, la congestion utérine est constituée d'abord d'une façon transitoire, puis permanente si les menstruations suivantes se passent dans les mêmes conditions. Enfin, si outre la menstruation normale, il y a production du second molimen, ce double molimen prédispose à une congestion permanente de l'utérus, d'autant plus qu'il peut être suivi d'un écoulement leucorrhéique, de quelques gouttes de sang mais jamais d'une hémorragie décongestionnante. Par suite de cette perturbation dans sa circulation, l'utérus devient mou, rouge, saigne facilement, se déchire. Dans la période plus avancée, quand la congestion répétée a conduit à la sclérose, il devient dur, d'une fermeté comparable à celle des fibroïdes, pâle, exsangue et résistant, crie sous le scalpel comme si on sectionnait du tissu fibreux. Le volume ne suit pas fatalement la même marche ; en général, il est augmenté dans sa totalité, sans présenter les bosselures que l'on rencontre dans les fibromyomes interstitiels. La cavité accrue dans de notables proportions donne à l'hystéromètre 8 à 9 centimètres, tantôt l'organe a conservé la direction normale de son axe, tantôt au contraire celui-ci est fléchi et dévié.

Le péritoine est en général sain, lisse, les adhérences traces d'inflammations précédentes peuvent subsister parfois, mais elles sont beaucoup plus rares sur cet organe que sur les autres parties de l'appareil utéro-annexiel. La coupe du tissu musculaire montre les deux formes macroscopiques que nous avons signalées plus haut. La muqueuse n'est nullement altérée ; quand on a voulu employer contre certaines métrorragies scléreuses le curetage si puissant dans les cas d'altération de la muqueuse, la curette glissait sur une surface polie n'y mordant que difficilement et n'a jamais rencontré les états fongueux des métrites dites hémorragiques.

Le col est pâle, rosé, violacé, dur, sans déchirure ni pseudo-ulcération, ni éversion de la muqueuse, sans sécrétion anormale de muco-pus.

Utérus microscopique. — Les résultats des examens pratiqués sur des utérus malades, varient avec l'époque où on les examine et ne sont pas en rapports toujours constants avec les états concomitants de l'ovaire et de la trompe.

On peut les classer en deux catégories : 1° Utérus hyperplasié correspondant à la période initiale de la congestion ; 2° utérus sclérosé dans lesquels la sclérose est arrivée à la période d'état.

1° *Utérus hyperplasié et congestionné.* — L'augmentation de volume est due presque uniquement au développement des fibres musculaires d'aspect à peu près normal entre lesquelles les coupes montrent une abondance excessive de petits vaisseaux: peu de tissu conjonctif autour des vaisseaux, élargissements des espaces lymphatiques remplis de globules blancs : œdème périvasculaire.

2° Dans la deuxième période le tissu interstitiel a pris la place des fibres musculaires et des vaisseaux ; c'est en somme, un utérus fibromateux sans fibrome, bien que parfois on puisse trouver de petits noyaux fibromateux inclus dans la paroi. A la coupe ce qui domine c'est le tissu fibreux, ne laissant. du tissu musculaire que quelques fibres pâles. Les petites artérioles, étranglées par la gangue périvasculaire, présentent les lésions classiques d'endopériartérite. La muqueuse que nous avons macroscopiquement trouvée saine ne donne à la coupe aucune lésion. Ajoutons enfin, qu'au point de vue bactériologique, les agents pathogènes du début ont disparu et que les examens auxquels se sont sucessivement livrés Treub, Dœderlein, Delbet, Paul Petit, ont tous été négatifs.

En résumé, l'évolution microscopique correspond à l'évolution clinique: Au premier stade congestif, aux phénomènes d'artérite et de périartérite du début a succédé la formation de tissu conjonctif s'étendant progressivement en dehors des vaisseaux, se constituant en tissu conjonctif adulte, étouffant peu à peu les éléments nobles, ici la fibre musculaire lisse, et produisant ainsi la transformation fibreuse partielle ou totale de l'organe envahi.

Trompes. Lésions macroscopiques. — Très nombreuses sont les variations que l'on peut rencontrer dans les altérations de la trompe : variations de volume, allant de la normale jusqu'à l'hydrosalpinx volumineux, véritable kyste s'élevant dans l'abdomen : variations très notables de longueur ; variations de teinte depuis la petite trompe recouverte d'une fine arborisation de vaisseaux, jusqu'à la trompe pâle de la sclérose. Le coude normal de l'extrémité de la trompe qui supporte le pavillon, se transforme en un angle aigu par suite de l'allongement tubaire ; que les deux branches de l'angle arrivent au contact, le ciment péritonéal les fixera définitivement dans cette position vicieuse. Le pavillon enflammé ne présente plus des dentelures, des fran-

ges bien nettes; celles-ci sont agglutinées » comme une fleur
de marguerite non épanouie » (Pozzi.)

Lésions microscopiques [1]. — Coloration : hématoxyline-éosine ;
fuschine-orange. Examens portant au voisinage de l'orifice utérin. La trompe est épaissie, dure, scléreuse, mais la transformation
scléreuse est excentrique et se produit avec une prédominance
marquée au niveau de la partie supérieure de l'organe opposée
au vaisseau. En ce point les diverses tuniques vasculaires sont
dilacérées, plus ou moins détruites par des tissus scléreux adul-
tes. La couche musculaire longitudinale externe est respectée.
Les plis de la muqueuse sont étalés par le développement des
axes conjonctifs.Les artères se montrent frappées d'endopériartérite, les veinules augmentées de nombre et dilatées.

Ovaires. — Nous serons bref sur les lésions de l'ovaire, l'anatomie pathologique en ayant été nettement établie. L'ovaire
scléreux peut être petit ou gros, formes très différentes d'une
même affection, si différentes même que l'on pourrait être porté
à en faire deux affections distinctes.

1° La forme kystique présente une évolution curieuse; un ou
deux ovaires sont pris simultanément ou successivement. Leur
volume varie, depuis une légère augmentation jusqu'à atteindre
dix ou douze fois le volume normal [2]; ils sont d'aspect muriforme, hérissés de kystes de volume et de contenu différents.
L'aspect de la coupe transversale est variable ; si les kystes sont
rares, le parenchyme se présente sous l'aspect d'un tissu blan-
châtre, formé par un feutrage de fibres entrecroisés ; les kystes
tranchent sur ces tissus en y faisant des vacuoles; s'ils sont
nombreux, le stroma est réduit à quelques travées et la subs-
tance de l'ovaire est formée d'une série d'alvéoles de grandeur
diverse, séparées par de minces cloisons dont la destruction
pourra permettre la communication de deux cavités kystiques.

Certains présentent une minceur de paroi telle que l'on se demande comment ils ne crèvent pas spontanément ; ceci est dû à
ce que les modifications pathologiques ont fait disparaître le
point faible, la macula pellucida,au niveau duquel se fait la rupture. Il y a chez ces malades une véritable diathèse kystique ; on

---

1. L'anatomie pathologique de la trompe et de l'ovaire a été établie par le
distingué chef du laboratoire des cliniques, le Dr Rouslacroix, qui a bien
voulu pratiquer de nombreuses coupes de trompes et d'ovaires sclérosés et
les interpréter. C'est le résultat de ses examens que nous exposons ici.
2. Les gros kystes considérés en général comme appartenant à la maladie
polykystique de Pozzi sont des produits de la sclérose ovarienne.

trouve non seulement des kystes sur l'ovaire, mais d'autres qui semblent libres, tellement est mince le pédicule qui les rattache à cet organe ou au parovarium ; d'autres sont fixés sur le péritoine, il nous est arrivé de trouver dans la cloison recto-vaginale des kystes transparents, coïncidant avec des kystes ovariens.

Donc en résumé, volume variable de ces kystes, qui dans cette forme se rencontrent en nombre considérable, contenu variable aussi tantôt franchement séreux, tantôt et très souvent hématique. Ces derniers ont une enveloppe bien plus épaisse que les premiers et leur volume n'atteint pas les dimensions considérables auxquelles peuvent prétendre parfois les kystes séreux. Toutefois ces kystes peuvent se développer davantage mais alors ils se rompent et donnent des hématocèles à la suite de rupture dans la trompe ou des inondations péritonéales (Jayle). D'autres fois le liquide est louche ou même purulent; mais nous ne nous étendrons pas sur cette variété qui est le résultat d'une infection surajoutée.

De pareilles masses ne peuvent être maintenues dans leur position normale par les faibles moyens de suspension du pédicule ovarien, bien que celui-ci soit augmenté de volume par suite du développement des vaisseaux qu'il contient. Aussi l'ovaire est-il souvent déplacé, soit dans le Douglas, soit dans les culs-de-sac latéraux, libre ou plus souvent fixé par des adhérences qui l'unissent, soit à la trompe, soit aux organes avoisinants.

Tout autre est l'aspect de l'ovaire scléreux si différent de celui du précédent, comme nous l'avons dit, qu'il faut bien se pénétrer des diverses modalités de la sclérose, pour en faire deux formes de la même affection. Ici, l'organe est devenu dur, rétracté, a diminué de volume ; la couleur du stroma est plus blanche, l'aspect mat, chagriné, la surface est granitée, parsemée de petits kystes en bouquets isolés ou agglomérés, qui semblent là uniquement pour donner la signature de la maladie, car ils sont petits et incrustés dans la zone corticale. Le volume de l'ovaire explique que les déplacements sont ici moins fréquents que dans le cas précédent; toutefois, comme en dehors du volume de l'ovaire, il y a d'autres causes à son déplacement, on l'observe aussi dans cette forme.

Sclérose de l'ovaire. Histologie. — Ce qui frappe tout d'abord à l'examen de toutes les coupes, c'est l'énorme épaississement du stroma ovarien, transformé en un tissu fibro-scléreux dense, ne permettant plus la différenciation nette des zones corticale et médullaire. Les travées et les bandes scléreuses sont orientées

en tous sens, mais on peut observer trois dispositions principales : les unes sont disposées concentriquement autour des
veinules et des artérioles, les autres, partant de la périphérie de
l'organe plongent radiairement dans son épaisseur, d'autres enfin
(les plus abondantes), divergent autour de nombreux axes repré-
sentés par les capillaires. L'épithélium ovarien de recouvrement
a disparu et se trouve remplacé par un épaississement fibreux.

Les vaisseaux se montrent partout très altérés, surtout les
artérioles au niveau de leur tunique interne, dont la partie profonde sous-endothéliale est considérablement épaissie. Cet épaississement va jusqu'à l'oblitération sur les vaisseaux de très petit
calibre. Les veinules sont surtout dilatées et l'adventice augmentée de volume. Les corps jaunes sont très nombreux et on en
observe de diverses grandeurs et de divers âges. Quelques-uns
offrent une membrane épaisse, richement plissée et une cavité
encore remplie de débris sanguins ; mais la plupart sont rétrac-
tés et souvent réduits à une simple cicatrice fibreuse servant de
foyer central à un petit îlot de sclérose.

Il n'existe aucun follicule de Graaf adulte complètement cons-
titué ; les follicules en voie d'accroissement sont des plus rares,
et toujours profondément altérés. Aux dépens des formations
ovulaires, se développent de nombreux microkystes surtout abon-
dants dans la région correspondant à la zone corticale où le tissu
conjonctif est un peu moins dense. En ce point, il existe un grand
nombre de follicules primordiaux dont la granulosa est à peine
développée ou transformée en quelques alignements de cellules
conjonctives. La cellule ovulaire dégénérée, dont le noyau se
reconnaît à peine, est le plus souvent réduite à une poussière de
détritus remplissant mal la cavité de ces kystes microscopiques.
Dans la portion profonde de la corticale, les follicules ont subi
une évolution plus complète ; la granulosa est représentée par
deux ou trois assises de cellules arrondies, mais jamais on ne
rencontre de disque proligère ni d'ovule. La cavité du follicule
se trouve transformée en un microkyste plus volumineux que
les précédents. Par places, la paroi du kyste n'est plus représentée que par la théca externe.

Ligament utéro-ovarien. — Les altérations vasculaires sont des
plus marquées. L'endothélium artériel montre plusieurs amas de
cellules, et les artérioles ont une tendance manifeste à l'oblitération. La tunique interne dans son ensemble est la plus atteinte,
mais il existe aussi des foyers étendus de sclérose périvasculaire et péricapillaire.

Conclusions. — Des constatations précédentes, on peut déduire les conclusions suivantes :

1° La transformation scléreuse de l'ovaire paraît provenir d'altérations vasculaires initiales. Il semble que l'on doive incriminer un processus chronique d'endopériartérite.

2° Les microkystes paraissent tous provenir de la dégénérescence de follicules, dégénérescence qui frappe des ovules arrivés à des degrés différents de développement, ce qui explique les variétés d'aspect et de volume.

3° Nous n'avons pas rencontré de kystes formés aux dépens des corps jaunes.

4° L'ovaire paraît nul, au point de vue de la fonction de reproduction.

Telle est la conception pathogénique de la formation des kystes que nous a suggérée l'examen des coupes faite par le Dr Rouslacroix. Elle n'est en somme, que la confirmation de cette loi formulée par Tripier « les modifications vasculaires et « par suite nutritives qui se produisent dans une inflammation « d'un organe glandulaire, font sentir leur action à la fois sur « les éléments glandulaires et sur le stroma toujours simultané- « ment modifiés. Dans les inflammations chroniques et aiguës « des glandes, on peut déjà observer l'association constante des « modifications du stroma avec celles des éléments glandulaires « proprement dits, en raison du caractère similaire de tout pro- « cessus pathologique d'un tissu déterminé, puisqu'il ne peut « être dans tous les cas que ce tissu plus ou moins modifié ».

Dans ces conditions, il nous est permis de ne voir dans l'évolution de l'ovarite scléro-kystique qu'une manifestation de cette loi générale : les follicules et les tissus interfolliculaires réagissent tous les deux sous l'influence de la même cause ; seulement la réaction de ceux-ci, c'est la néoformation fibreuse, pour les autres, c'est le développement de la *liquor folliculi* dans un espace clos, tapissé de cellules épithéliales avec une mince membrane d'enveloppe qui résiste à la tension et ne se rompt pas : 1° dans les kystes de grand volume parce qu'une modification pathologique a fait disparaître la *macula pellucida* où devait normalement se faire la rupture ; 2° dans ceux de petit volume parce que, il s'est développé un anneau scléreux, véritable coulée conjonctive étranglant le kyste et renforçant sa paroi.

PRONOSTIC

La sclérose utéro-ovarienne abandonnée à elle-même est une affection à marche progressive dont le terme ultime est la mort physiologique de l'ovaire, avec altérations graves de la trompe et de l'utérus. Des rémissions sont possibles cependant, mais seulement dans la période évolutive. On n'en peut plus espérer dans la sclérose confirmée. Aussi, tout en admettant avec Tait, Conzette, Dixon, Jones, de Michaele, Fraikins que comme une portion d'ovaire (Obs. 30, 31) même très minime, peut assurer le fonctionnement de l'organe, il y a lieu, pendant la période évolutive, de lutter tant par les traitements palliatifs que par des opérations partielles, une amélioration ou une guérison étant

Obs. 30. — Q. M. ., 26 ans, couturière, réglée à 13 ans, toujours régulièrement. Première grossesse à 24 ans qu'elle mène à terme, à 25 ans nouvelle grossesse, interrompue au troisième mois par un avortement. Depuis ce moment souffre de ses annexes droites, sans réaction péritonéale, sans poussée fébrile ni phénomènes généraux. Un premier traitement médical amène une certaine amélioration ; mais bien vite les douleurs reprennent. La fosse iliaque droite est douloureuse ; dans le cul-de-sac postérieur, on trouve une petite masse rénitente, très sensible, mobile, difficile à délimiter, on ne peut sentir les annexes gauches. Intervention le 14 août 1903 ; à droite, au niveau des annexes, un amas de petits kystes citrins ovariens et parovariens de volume variable dont l'ensemble forme une grappe du volume d'une petite orange ; on les enlève. A gauche l'ovaire n'est représenté que par une toute petite languette de tissu jaunâtre, qui se laisse arracher sans une goutte de sang. Fermeture sans drainage en un seul plan. Suites normales. On voit qu'ici un ovaire déjà atteint a pu fonctionner encore alors que la portion d'organe encore indemne était certainement des plus minimes.

Obs. 31. — B. J..., 37 ans, mariée à 18. Cinq enfants vivants, un avortement pour lequel elle a été curettée il y a un an dans le service. Actuellement, la malade souffre beaucoup, pertes abondantes. L'utérus est gros, rétrofléchi, non adhérent. A la palpation, l'abdomen est douloureux surtout à gauche. Les règles sont abondantes et prolongées. Le toucher combiné au palper montre les annexes gauches volumineuses et douloureuses. Depuis quelques mois, la santé générale a décliné ; la malade anémiée par ses nombreuses grossesses et la céphalée, des douleurs précordiales sans signe stéthoscopiques ; le repos et les traitements palliatifs essayés n'amènent pas d'améliorations, l'intervention est décidée ; elle a lieu le 20 octobre 1907. Hystérectomie abdominale subtotale, ablation des annexes gauches volumineuses et kystiques, l'ovaire est microkystique. On constate l'absence complète d'annexes à droite (cependant la malade a eu cinq enfants, garçons et filles.)

encore possible (Obs. 32), nous pourrons affirmer qu'il n'en est plus ainsi dans la sclérose vraie. Quand la dernière étape d'envahissement est franchie, la mort physiologique de l'ovaire est acquise, entraînant la stérilité (qu'entraînent du reste les lésions tubaires) et la suppression de la sécrétion interne avec toutes ses conséquences confirmation de la loi de Brown-Séquard 1er juin 1889 : « toutes les glandes pourvues ou non de conduits « sécréteurs déversent dans le sang des principes utiles dont « l'absence se fait sentir après leur extirpation ou leur destruc-« tion par la maladie ».

Sans doute la sclérose de l'utérus considérée isolément à moins d'importance au point de vue de la santé générale, puisque l'utérus cesse physiologiquement de fonctionner à partir d'un certain âge : mais les conséquences sur l'état général de la suppression des fonctions ovariques ne permet pas aux organismes atteints de bénéficier de cette bénignité de la sclérose utérine. Même pendant la période d'envahissement de la sclérose, la répétition des incidents douloureux, les congestions successives de l'appareil, font bien souvent de ces malades, qui semblent peu atteintes (Obs. 33) de véritables infirmes condamnées à des repos

Obs. 32. — H. P. ., jeune fille de 22 ans, réglée à 15 ans, a toujours souffert pendant les périodes menstruelles, mais depuis un an l'acuité des douleurs est telle qu'elle doit garder le lit pendant trois ou quatre jours par mois. Quand elle entre à la clinique, les phénomènes douloureux ont pris depuis deux mois un caractère continu. Cette malade est amaigrie par la souffrance. Localement le ventre est un peu sensible dans la fosse iliaque. Le toucher difficile chez une vierge montre un utérus normal à droite duquel est une petite tumeur extrêmement douloureuse qui n'est autre que l'ovaire scléro-kystique. Opérée le 14 avril 1902 : l'ovaire droit miriforme, augmenté de volume, a sa surface hérissée de petits kystes dont quelques-uns ont une coloration brunâtre ; il est fixé à l'utérus par des adhérences d'une extrême solidité, qu'il faut sectionner au ciseau. La trompe congestionnée est enlevée avec l'ovaire. L'ovaire gauche sain est conservé ainsi que l'utérus. La guérison a été définitive, la menstruation est redevenue normale ; un an après l'intervention, cette jeune fille s'est mariée et depuis une grossesse a eu lieu.

Obs. 33. — M. L..., 25 ans, ménagère arthritique nerveuse à phénomènes névropathiques très dessinés ; deux grossesses à terme, éprouve depuis un avortement remontant à six mois, de violentes douleurs dans le petit bassin, plus accentuées à gauche. L'examen est à peu près impossible tant les phénomènes douloureux sont intenses, la paroi abdominale résiste à la main par la contraction des muscles accompagnée d'une hyperesthésie superficielle. Sous chloroforme on ne constate rien de particulier ; l'utérus est dur, le col un peu gros, les annexes n'ont pas de lésions appréciables. On essaye divers traitements palliatifs qui tous échouent. Un mois après, devant l'aggravation de la douleur, nouvel examen sous chloroforme. Au point douloureux constants jusqu'à la ménopause (Conzette) si ces phénomènes s'améliorent, ou jusqu'à l'opération radicale, s'ils augmentent d'intensité.

Tout le pronostic découle de ces considérations ; réservé pendant la période de développement, il devient grave dans la période d'état, non pas *quoad vitam*, bien qu'à ce moment il comporte des interventions sérieuses, mais au point de vue de la fonction et de l'influence exercée par la lésion sur l'organisme tout entier. Nous avons dans la symptomatologie insisté suffisamment sur le rôle de l'élément « douleur » et nous avons vu qu'elle prend souvent une telle intensité que la malade devient plus interventionniste que le chirurgien lui-même. Il est certain que des phénomènes pareils aggravent singulièrement le pronostic. Nous avons vu aussi que parfois, il se présentait des troubles hémorragiques comparables à ceux que détermine la fibromatose et nécessitant comme celle-ci l'hystérectomie. Les adhérences sont fréquentes dans la sclérose, nous n'avons pas ici à faire l'exposé de tous les méfaits de ces productions pathologiques, laissant de côté leur influence pathogénique sur la douleur, nous rappellerons d'un mot qu'en dehors des adhérences fixant les organes génitaux entre eux, on en trouve les unissant au grêle, au rectum, à l'appendice, à la vessie, aux parois du bassin. Les citer, c'est, par cela même signaler les dangers qu'elles peuvent entraîner, et cela d'autant plus que les adhérences provoquées par la sclérose, sont, comme nous l'avons dit ailleurs, celles qui récidivent avec le plus de facilité. Enfin une complication des plus sérieuses de cette affection, qui, du reste, n'est qu'une conséquence des précédentes, c'est le retentissement sur le système nerveux que le manque de sécrétion interne de l'ovaire met en état de moindre résistance. Nous avons vu jusqu'ici quelle gravité pouvaient atteindre ces phénomènes nerveux: des troubles de l'intelligence et du caractère pouvant conduire non seulement à la névropathie confirmée, mais même à l'aliénation mentale et au délire de persécution, tandis que d'au-

de la fosse iliaque gauche correspond un ovaire qui est légèrement augmenté de volume mais non kystique ; la trompe du côté opposé est moniliforme. Le diagnostic est évidemment celui d'ovarite scléreuse ; devant l'impuissance des traitements essayés, et l'impossibilité pour la malade de supporter plus longtemps de pareilles souffrances j'interviens le 20 novembre 1908. Hystérectomie sustotale sans drainage, l'ovaire gauche est scléreux à microkystes fortement atteint, le droit scléreux dur, la trompe droite moniliforme et coudée sur elle-même est fixée en cette position vicieuse.

tre part, l'acuité de la douleur et les névralgies rebelles peuvent conduire à la mélancolie, au suicide. On conçoit que des complications pareilles comportent un pronostic des plus sérieux.

En somme nous pouvons considérer la sclérose utéro-annexielle comme une affection grave par elle-même, par ses tendances progressives, par l'âge des sujets atteints, et contre laquelle il sera nécessaire d'établir une thérapeutique énergique, qui, comme nous allons le voir au chapitre suivant, ne devra pas reculer même devant une intervention sérieuse.

TRAITEMENT

Le traitement de la sclérose utéro-ovarienne et des accidents qu'elle provoque nécessite de la part du chirurgien une connaissance exacte des facteurs étiologiques de l'affection et un sens clinique très exercé qui lui permette de préciser la nature de la lésion, son étendue, l'état réel des organes atteints. Avec de pareils éléments mais avec eux seulement, il pourra établir un traitement sérieux et efficace.

Connaissant les ravages que peut exercer sur l'appareil génital et l'organisme entier l'évolution de la sclérose, il y aurait tout intérêt à s'opposer à son développement par un traitement préventif. Dans une certaine limite, la chose est possible, car, manifestation ultime de phénomènes provoqués par une série de causes connues exerçant leur action sur un terrain favorable, l'éclosion de ces accidents sera d'autant plus évitée ou atténuée que le terrain aura été rendu rebelle à l'ensemencement, que les agents pathogéniques auront dû perdre de leur virulence.

La modification du terrain sera d'autant plus indiquée et d'autant plus facilement acceptée que les phénomènes morbides que nous aurons à combattre auront en général été précédés par d'autres accidents provoqués eux aussi par les mêmes tares. Quels sont en effet les sujets que guette la sclérose? des arthritiques, des tuberculeuses, des nerveuses, présentant toutes une hérédité chargée et ayant eu, dans leur enfance, des manifestations non équivoques de leurs diathèses.

Nous n'entrerons pas dans le détail des traitements généraux de ces divers états; nous ouvririons ainsi un chapitre de pathologie générale bien connu de tous les praticiens, mais nous donnerons ce conseil: « si vous voulez éviter à une jeune fille arthritique, lymphatique ou névropathe les dangers de la sclérose qui la guette, dès les débuts de sa vie génitale, soignez l'enfant, modifiez cette constitution par toutes les ressources de l'hygiène, des exercices physiques, de la vie au grand air, par une thérapeutique appropriée.

L'enfant s'est développée, elle arrive à un des pôles de la vie génitale, aux premières manifestations de la menstruation: c'est le moment de redoubler d'attention, car autant une menstruation normale aura une heureuse influence sur le développement physique de la jeune fille, autant le développement de phénomènes congestifs présente de dangers.

Contre la congestion, la gymnastique générale, celle des muscles à insertion pelvienne et surtout celle des abducteurs par la gymnastique spéciale, par la bicyclette, la douche chaude intrarectale, le massage abdominal, auront une influence des plus heureuses. Les extraits d'organes, extrait de glande mammaire dans le cas d'hémorragies, d'ovaire dans l'aménorrhée, régulariseront les pertes. Enfin contre la tuberculose, contre le lymphatisme, ou, pour employer le langage généralement adopté par ceux qui ne veulent pas voir que les jeunes filles pâles, amaigries, à enfance chargée d'accidents de scrofule, à adénites anciennes et répétées ne sont que des tuberculeuses à forme atténuée, on agira par les reconstituants, les toniques et l'alimentation. Contre l'arthritisme et la névrose, par les modificateurs de la nutrition pour le premier de ces états, et pour le deuxième par l'hydrothérapie, bien faite, l'électricité statique (courants sinusoïdaux) par des cures à Néris, merveilleuses comme effet thérapeutique — pour les hystériques et les neurasthéniques, on conseillera les bains de mer chauds, l'hydrothérapie (douches écossaises), et le repos relatif; car suivant le cas, il faudra le combiner avec des exercices corporels, marche au grand air, bicyclette à petite allure.

Cette période spéciale de la vie de la femme étant dépassée, nous devrons aux moyens précédents ajouter la prophylaxie des contaminations. Dans la période précédant l'établissement de la sclérose, il existe des troubles de circulation locale tenant soit à une endométrite négligée, soit à une congestion chronique insuffisamment traitée. La thérapeutique active des infections de l'endomètre et du canal cervical diminue le nombre des pseudo-métrites ; il diminuerait encore si la congestion chronique était soignée aussi activement, et si nombre de médecins ne la considéraient comme quantité négligeable.

On s'opposera à l'infection ascendante par l'antisepsie du vagin au moyen de lavages, d'irrigations antiseptiques, en aseptisant le col au moyen de pansements décongestionnants tels que les pansements au thigénol, à l'ichthyol. Cette lutte devra être établie dès la première menace d'infection, il vaudrait mieux pouvoir dire avant même cette première menace. Mais n'oublions pas que ce n'est pas seulement contre le gonocoque qu'il faut lutter préventivement ; la flore du vagin est riche, et streptocoques, staphylocoques, saprophytes de toute espèce, voire même bacille de Koch sont tout aussi dangereux que le gonocoque; aussi luttez contre la possibilité de leur envahissement, et n'oubliez pas que la leucorrhée de la jeune fille peut amener une infection utéro-annexielle qui, pour être moins fréquente et d'une agression moins violente que la blennorragie, n'en a pas moins en tant qu'infection atténuée, un résultat nuisible considérable. Aussi rompant avec des préjugés enracinés, faut-il ne pas négliger l'antisepsie vaginale chez la leucorrhéique, chez la jeune fille dont l'utérus commence à donner des signes de métrites. Mais on sait combien il est difficile de désinfecter un vagin, et surtout une corne utérine ; aussi, tout en instituant un traitement rigoureux, faudra-t-il être très réservé au sujet du résultat. La désinfection des trompes est plus aléatoire encore, on agit sur elles par l'antisepsie utéro-vaginale, mais il ne faut pas oublier que l'utérus peut n'avoir servi que de porte d'entrée à l'infection, et que les germes l'ayant abandonné peuvent avoir élu domicile au niveau des annexes ; ici, les tentatives de désinfection deviennent illusoires.

Si nous pouvons lutter contre l'infection ascendante, nous sommes à peu près désarmés contre l'infection descendante, et de là la nécessité pour les malades susceptibles de faire de la tuberculose inflammatoire, dont l'agent pathogène est celui qui emprunte le plus facilement cette voie d'accès, de redoubler de soins dans le traitement préventif.

Traitement non opératoire de la sclérose. — Envisageons maintenant quels sont les moyens d'action dont nous disposons pour lutter contre l'affection elle-même. Nous pourrons les diviser en traitement non opératoire, et traitement chirurgical.

Un traitement général bien institué doit être dirigé contre les facteurs pathogéniques pour en atténuer et en neutraliser l'influence, contre les complications, et enfin si l'on peut, contre la lésion elle-même.

Pour la première partie, nous ne pouvons que renvoyer à ce

que nous avons déjà dit : il faut lutter contre des états diathési-
ques, contre des affections générales, et cela avec d'autant plus
de soins que la manifestation génitale a une signification des
plus sérieuses; les moyens nous sont déjà connus : certains
d'entre eux méritent par leur importance de nous arrêter un
instant.

Hydrothérapie. — L'hydrothérapie agit très sensiblement
sur les formes névropathiques et exerce sur la congestion utéro-
ovarienne de grands effets, par la régularisation qu'elle imprime
à la circulation périphérique et l'amélioration du fonctionnement du sympathique abdominal. Mais il faut l'administrer
avec sagesse: pas de douches froides, des douches écossaises
très courtes, et surtout prévenir la malade que les douches doivent être données régulièrement et pendant longtemps, qu'il
faudra compter par semaines et par mois. Des cures thermales à
Salies-de-Béarn, à Salins, à Biarritz, pourront rendre de réels
services, mais il faudra se méfier des eaux sulfureuses dont
certaines donnent un véritable coup de fouet à l'affection.

Talassothérapie. — Très puissante est l'action des bains de
mer chauds: c'est le traitement de choix pour les scléroses dues
à la tuberculose inflammatoire, à la névropathie, moins pour celles provenant de l'arthritisme nerveux. Il faut que le bain de
mer soit très bien administré : l'eau doit en être à une température moyenne de 34 à 36°; la douche utérine peut être donnée
de 45 à 50°, mais vers la fin du bain seulement. C'est une des
parties les plus importantes du traitement, car il faut considérer
cette douche chaude prolongée comme agissant sur les tissus
congestionnés, comme agit l'étuve de Bier, par exemple, où les
douches d'air chaud en modifiant la circulation. On obtiendra
par ce traitement des résultats excellents, mais il ne faut pas
les attendre à toutes les périodes de la maladie : tandis que les
succès seront nombreux dans la période de congestion même
avancée, ils deviendront de plus en plus rares à mesure que la
sclérose se sera définitivement établie. A cette période d'état, la
talassothérapie aura encore une heureuse influence comme tonique général, ou comme modificateur local des adhérences, dont
certaines pourront se résorber à la suite du traitement, mais
l'évolution de la sclérose ne sera pas enrayée et continuera son
œuvre néfaste.

Massage utérin. — Il en est de même du massage de l'utérus
et du petit bassin. Il y a dans le massage gynécologique et abdominal, dans la gymnastique des abducteurs, des manœuvres

faciles à exécuter dont Thure Brandt a depuis longtemps démontré l'utilité, et dont les succès ne se comptent plus. C'est certainement le traitement le plus sûr et le plus efficace de la sclérose. Mais il ne faut pas lui demander plus qu'il ne peut donner ; très puissant contre les congestions, contre les adhérences encore récentes, régularisateur excellent de la circulation des organes génitaux, il est sans action dans la période d'état confirmé et perd sa valeur à mesure qu'augmente l'âge de la sclérose.

Nous renverrons pour l'exposé complet de la méthode, et les détails minutieux de son application, au traité de Stapfer (Paris, 1897). Nous nous contenterons de conseiller l'emploi de massages légers, de l'utérus et des annexes alternant avec des mouvements vibratoires. On se trouvera bien surtout de l'emploi des boules vibratoires électriques, dont le contact peut être rendu aussi léger que possible, et dont la rapidité de vibration est très grande. La séance sera terminée par la gymnastique des abducteurs et des fléchisseurs de la cuisse [1].

Injections. — Le plus connu de tous les agents thérapeutiques employés contre la congestion, est, sans nul doute, l'injection chaude ; aussi n'en dirons-nous que quelques mots. Nous supposerons d'abord que la malade sait se les administrer, ce qui est plus rare que ce que l'on pourrait croire ; le plus important ici est la température de l'injection 48 à 50° et la quantité d'eau employée 10 litres environ. L'idéal qui doit diriger nos efforts est la douche vaginale de Luxeuil. On a fait l'irrigation par voie rectale, au moyen des sondes à double courant de Doléris, ou d'instruments analogues qui permettent de faire porter le jet, non sur le col et les culs-de-sac, comme dans l'injection vaginale, mais sur la face postérieure de l'utérus et même sur une portion des ligaments larges. Après une injection bien administrée, la malade perçoit une sensation de bien-être, d'allègement du bassin ; les douleurs s'atténuent, l'utérus diminue de volume et de poids. Mais il faut les arrêter pendant la semaine qui précède les règles, pour ne pas s'opposer au molimen préparatoire de l'hémorragie.

Pansements utérins. — Le complément de l'injection sera le pansement osmotique du col, soit à la glycérine pure, soit avec de la glycérine dans laquelle on a incorporé de l'ichtyol ou du thigénol. C'est un traitement des plus actifs par l'hydrorrhée

---

1. Plus encore que le massage, l'élongation des nerfs utérins par la méthode de Keiffer permettra d'obtenir les guérisons parfois inespérées.

qu'il provoque, véritable saignée blanche, dégorgeant les tissus.

Dilatation de l'utérus. — Contre certaines formes de scléroses, où l'utérus est dévié, où les orifices sont sténosés, on se trouvera bien de la dilatation. Mais pour que celle-ci produise d'heureux effets, pour qu'elle assouplisse l'utérus et le redresse, ce n'est pas à la dilatation rapide même sous chloroforme qu'il faut s'adresser, mais à la dilatation lente, progressive, avec des laminaires bien calibrées et d'une asepsie irréprochable (Obs. 34). On obtient aussi de bons résultats par l'emploi des drains Outerbridge, placés pendant quatre à six mois et qui font une dilatation permanente admirablement tolérée même par des malades nerveuses.

Traitement de la douleur. — Jusqu'ici, nous n'avons envisagé que le traitement de la sclérose elle-même ; il convient, avant d'aller plus loin, de dire un mot du traitement des symptômes dont l'importance mérite une thérapeutique spéciale, c'est-à-dire des phénomènes douloureux et des métrorragies.

Contre la douleur, on a employé toute la série si riche des analgésiques. C'est une assez mauvaise pratique, car pour tous, l'accoutumance est facile. Liniments calmants, révulsion, faradisation (Tripier, Apostoli) pulvérisations de chlorure de méthyle et d'éthyle, petits vésicatoires volants, sont des moyens sans grand inconvénient, sans doute, mais d'une utilité transitoire. Courty a conseillé l'emploi de la morphine ; c'est un agent des plus dangereux, car le terrain sur lequel on agit est merveilleusement préparé pour le développement de la morphinomanie. Tout au plus pourra-t-on y avoir recours dans les grandes crises accompagnées de symptômes graves de péritonisme, et dans ce cas il faudra joindre à l'emploi de la morphine celui de l'éther dont l'action vient corriger ce que la morphine a d'hyposthénisant Un meilleur agent est la glace sur le ventre ; largement employée elle atténuera la sensibilité locale, limitera le travail inflammatoire sans déprimer la malade ; appliquée sur de grandes surfa-

Obs. 34. — S. A..., 40 ans, journalière, février 1904. Règles irrégulières, avec leucorrhée intermenstruelle. Phénomènes douloureux accompagnant les règles. Utérus petit, scléreux, mobile. Ovaires douloureux, trompes légèrement moniliformes. Présente de la douleur intermenstruelle et des signes de congestion annexielle. Grandes irrigations chaudes et massage pendant quelques jours, puis dilatation progressive du cinq Charrière jusqu'au 18, en augmentant d'un numéro tous les deux jours, suspension du traitement six jours avec la période cataméniale. Les règles deviennent normales et la malade sort de l'hôpital présentant une amélioration qui, sans doute, s'est accentuée encore, puisqu'elle n'est plus revenue, ce qu'elle devait faire en cas de retour offensif.

ces elle agit comme un moyen tonique dont la puissance n'est pas à dédaigner.

On a obtenu aussi de réelles améliorations dans les formes douloureuses, par les intermittences rythmées du courant continu, préconisé contre les fibromes utérins par Cheron.

Rappelons enfin qu'un des meilleurs sédatifs de la douleur est encore le massage gynécologique qui soulage toujours la malade, mais la calme d'une façon surprenante dans le cas où les phénomènes douloureux sont exaspérés, par un déplacement ovarique ou causé par des adhérences.

Troubles de la menstruation. — Les agents médicaux employés ordinairement contre les hémorragies sont peu efficaces ; cependant, on peut conseiller dans l'intervalle des règles l'hydrastis canadensis, l'hamamélis virginica et pendant les règles le viburnum prunifolium, il faut éviter les ferrugineux et les arsenicaux trop souvent conseillés sans indication précise, et qui transforment une congestion simple en congestion hémorragique. Un des meilleurs agents contre l'avance des règles et leur abondance est la poudre de glande de mammaire de cachets de 0,70 par jour pendant un mois.

Les moyens locaux employés sur la cavité utérine ne donnent aucun résultat ; le curettage n'est suivi d'aucune amélioration, il en est de même de l'électrolyse, de l'emploi des caustiques. Je me suis, au contraire particulièrement bien trouvé dans des utérus légèrement entr'ouverts de l'écouvillonnage avec un tampon imprégné de solution par parties égales de gaïacol dans la glycérine. Contre les règles lentes à s'établir, qui, après la période diminuent sans cesser, on obtiendra de bons résultats de la saignée ou scarification du col (70 à 80 grammes de sang) on fait ainsi par déplétion brusque de l'appareil de la circulation veineuse cesser la persistance du spasme incomplet, du muscle utérin, cause de la persistance des règles. Un des moyens les plus connus pour lutter contre la métrorragie est l'emploi des douches prolongées ; en France nous employons l'eau à une température élevée tandis qu'en Allemagne on se sert d'eau très froide et même glacée. On peut aussi lutter avec succès par certaines manœuvres kinésithérapiques dites congestionnantes dans lesquelles les abducteurs sont surtout mis en jeu. Dans les cas, au contraire, où les troubles de menstruation se caractérisent par des retards et de l'insuffisance de l'écoulement menstruel, on emploiera la poudre d'ovaire qui combat l'insuffisance ovarienne se traduisant par le retard des règles, la difficulté de leur mise en train, le peu d'abondance de l'écoulement sanguin.

Traitement des complications. — Le traitement des complications nous entraînerait trop loin ; pour chaque organe il convient de parer aux indications symptomatiques : nous attirerons seulement l'attention sur la nécessité de combattre avec soin la constipation à cause de son influence indéniable sur le développement de la sclérose : par son action congestionnante, par la gêne qu'elle amène dans la circulation du petit bassin, la constipation devient un agent pathogène mécanique de très grande importance, contre lequel il convient de lutter avec énergie.

Traitement chirurgical. — Nous avons examiné successivement tous les moyens d'action extra-chirurgicaux dont nous disposons contre la sclérose utéro-annexielle ; comme nous l'avons vu, il en est parmi eux qui ont une valeur indéniable, mais même ceux-là n'agissent que pendant la période congestive : la sclérose établie dans l'appareil génital ne peut plus en être expulsée, et continue à se développer avec une intensité variable sans doute, mais avec une progression toujours croissante, les organes inutiles ou nuisibles continuent à être douloureux, à causer des accidents plus ou moins graves : quant aux adhérences qui subsistent c'est se faire une fâcheuse illusion que d'espérer la collaboration efficace du temps et de la patience : plus on attendra, plus les adhérences s'organiseront, et plus leur résorption deviendra difficile.

En présence donc d'une malade qui souffre cruellement et dont on ne peut atténuer la souffrance, qui s'anémie par des pertes contre lesquelles on est désarmé, dont les fonctions abdominales extra-génitales sont troublées par l'épine irritative qui exerce son action sur l'appareil utéro-ovarien, on ne peut rester désarmé, il faut intervenir. Il n'y a pas lieu ici d'être retenu par la crainte du développement des troubles nerveux consécutifs à la castration, malgré que Championnière (Pichevin) ait dit : « il est moins dangereux d'opérer un kyste de l'ovaire dans lequel cet organe est dégénéré que de pratiquer la castration simple chez une femme irritable ou affectée de quelque tare du système nerveux », malgré que pour Wharton Sinklér (1892) « il arrive qu'après l'opération les malades sont plus nerveuses qu'auparavant, des troubles mentaux de forme variée, la folie, l'épilepsie en sont fréquemment la conséquence » ; malgré que ce soit là l'opinion de Goodell, Kelly, Price, de Lissac (th. Paris, 1896), Martin, 1893, Gouilloud (*Lyon médical*, 1892), Glœvecke

(*A. f. g.*, 1889), Chavin (th. Paris, 1896), malgré les cas de folie nerveuse à la suite d'opérations génitales, signalés par Reynier, Régis (1893), par Picqué, Tissier, fort d'une expérience de plusieurs centaines d'observations de malades que j'ai opérées et partageant l'opinion de Doyen (C. Ch. 1903) que les accidents sont occasionnés par l'oubli dans le péritoine de fragments de cornes de l'utérus ou des annexes qui, enclavés dans la cicatrice, deviennent douloureux comme un nerf enserré dans le cal vicieux d'une fracture, je ne craindrai pas de conseiller après l'échec des autres tentatives de traitement l'opération large et complète, la seule qui guérisse les malades à condition toutefois de ne pas se laisser entraîner à opérer les fausses sclérosées, c'est-à-dire ces névropathes sans lésion, qui simulent la sclérose comme elles simulent l'appendicite, qu'aucune intervention ne peut soulager. Ce sont ces malades chez lesquelles une intervention serait néfaste, en provoquant le développement ou l'accroissement des troubles psychiques dont les phénomènes génitaux ne sont qu'une manifestation. Jamais je n'ai eu à constater l'existence de troubles généraux, ni les phénomènes d'ordre psychique que l'on signale après l'ovariectomie, et à cela il est une cause toute normale : c'est que chez ces malades, l'anatomie pathologique de l'ovaire montre que depuis longtemps cet organe a cessé de fonctionner ; il est infécond, il ne produit plus de sécrétion interne. Aussi l'extirpation n'enlève-t-elle plus rien à la physiologie générale, et le contre-coup opératoire est-il nul. Ceci posé, à quel genre d'intervention allons-nous avoir recours ? il en est de deux espèces : les interventions incomplètes partielles et l'extirpation totale.

Opérations partielles économiques. — Les opérations partielles ont pris une réelle importance grâce à l'influence de Martin de Berlin, de Pozzi et de ses élèves, Donnet (Th. 1895), Delaunay (1893) Roguin (1894) enfin Matthoei et Skutuh d'Iéna. Elles peuvent se diviser en deux classes : l'ignipuncture et la résection. Dans la première on crible de petites pointes de feu le parenchyme ou on le fend en deux parties sur lesquelles on pratique l'ignipuncture, on suture et on referme. Dans la résection, on enlève la partie atteinte, c'est-à-dire que l'on extirpe soit un ovaire seul soit l'annexe entière, soit une annexe avec la trompe du côté opposé en conservant l'utérus avec un des ovaires et la trompe correspondante ou avec un ovaire, ablation faite des deux trompes et de l'autre ovaire. Ce qui sert de guide aux défenseurs de cette pratique (Boursier) c'est l'état de la trompe : si celle-ci est à peu près saine, même si l'ovaire est altéré, ils conseillent une opération conservatrice complétée par la résection, partielle de l'ovaire ou l'ignipuncture des kystes folliculaires (Pozzi).

Cette conduite économique est guidée évidemment par le désir de conserver des femmes jeunes à la vie génitale, et de ne pas les exposer aux troubles précédemment décrits consécutifs à l'extirpation des ovaires. Il y a là, croyons-nous, une erreur grave et une méconnaissance absolue de l'allure de la sclérose. La sclérose, une fois établie, ne s'arrête pas. Elle continue toujours son action dévastatrice, et si, pendant une intervention on a pu croire à l'intégrité d'un ovaire ou d'une portion d'ovaire, ce n'est que parce que la lésion microscopique ne se révèle pas encore par des signes palpables. Nous autres aussi nous avons fait, séduits par l'argumentation de Pozzi, par les statistiques de Boursier, des extirpations limitées ; mais après avoir vu nos malades guéries quitter joyeuses les salles d'hôpital, il nous est souvent arrivé, après un temps variable et parfois bien court, de les voir revenir avec les mêmes symptômes douloureux et les mêmes phénomènes généraux qui avaient nécessité une première intervention. Pendant celle-ci, l'organe laissé après mûr examen quelque temps auparavant, l'organe qui ne présentait extérieurement aucune tare, était trouvé atteint aussi profondément que l'était le premier (Obs. 35, 36 et 37), il ne s'agit pas là d'un fait

Obs. 35. — G. J..., 26 ans, servante à l'Hôtel-Dieu. A depuis ses premières règles, apparues à 16 ans, présenté des phénomènes douloureux, d'abord accompagnant la période menstruelle, puis se manifestant dans la période intermenstruelle ; pendant cette première partie de l'affection, il y a parfois un arrêt des souffrances, mais dès les premiers mois de 1903 la douleur prend un caractère continu. En avril, commencent à se produire des métrorragies caractérisées par une première période à écoulement abondant, un jour d'arrêt, puis hémorragie continue peu abondante. Curettée en mai, elle n'éprouve aucun soulagement. Le 30 juin, laparotomie. L'ovaire droit est bourré de kystes à contenu hématique ; la trompe du même côté hypertrophiée est distendue par du liquide séro-hématique ; l'utérus et les annexes gauches restent entièrement sains. Salpingo-ovariectomie droite. La malade présente, après l'opération, un soulagement qui se continue jusqu'en novembre. A ce moment les douleurs reparaissent aussi intenses qu'au début, mais dans la région gauche du petit bassin. La malade est réglée deux fois par mois ; elle souffre dès qu'elle quitte le repos horizontal, la douleur s'exagère pendant les périodes menstruelles et intermenstruelles l'utérus est normal, le cul-de-sac droit libre ; à gauche on perçoit l'utérus gros comme une noix et douloureux. Évidemment la sclérose a continué sa marche envahissante, et bien que lors de la première intervention, son existence à gauche pût être mise en doute, car l'examen macroscopique était entièrement néga-

isolé : nous l'avons constaté chez des femmes que nous avons
opérées, sur des femmes que d'autres avaient opérées, nous
l'avons trouvé maintes fois signalé. Du reste, si au point de vue
de la manifestation menstruelle un fragment d'ovaire suffit, il
faut pour que la malade ait le bénéfice de la sécrétion interne
que l'organe soit relativement sain. Or nous l'avons vu en anatomie pathologique, l'altération profonde, organique, qu'il présente le rend nul au point de vue de cette sécrétion comme au

tif, elle n'en existait pas moins déjà avancée ; c'est la forme atrophiante qui
nous a trompés. Hystérectomie le 12 février 1904. Extirpation de la première
cicatrice cutanée. L'ovaire gauche intact dix mois auparavant est scléro-kystique ; la trompe déformée est contournée sur elle-même, avec adhérences à
l'utérus. Cette fois la guérison fut définitive et depuis cette femme a pu faire
son service sans interruption et sans fatigue.

Obs. 36. — C. N..., 28 ans, journalière, réglée à 15 ans 1/2 irrégulièrement, quatre grossesses ; la première seule arrive à terme, les autres termi-
nées par les avortements à trois ou quatre mois. En 1901, métrorragies
abondantes accompagnées de fortes douleurs abdominales. En août, ablation
des annexes droites, les gauches examinées avec le plus grand soin ne présentent aucune trace de lésions scléreuses. Suites d'opération normales. En
septembre 1903, réapparition d'hémorragies, de douleurs au niveau du cul-
de-sac gauche, qui bientôt s'irradient au droit. Nous sommes ramenés au
tableau clinique que présentait la malade avant la première intervention.
Deuxième intervention le 6 novembre : l'ovaire gauche scléreux est augmenté de volume et présente un kyste assez volumineux rempli d'un liquide
séro-purulent; la trompe est très augmentée de volume. Ablation des annexes
gauches. La malade sort le 30 novembre définitivement guérie.

Obs. 37. — B. M..., 23 ans, domestique, réglée à 11 ans toujours régulièrement, un accouchement en 1900 ; métrite depuis deux ans, premier séjour
à l'hôpital en octobre 1902. On traite la métrite par des infections et des pansements vaginaux : amélioration des phénomènes utérins, mais dans la suite
apparition de violentes douleurs dans la fosse iliaque droite, moins accentuées
à gauche. Le toucher montre un ovaire prolabé dans le Douglas. Première
intervention le 8 juillet 1903 : ablation des annexes gauches, l'ovaire droit
présente un petit kyste que l'on enlève, mais le reste de l'organe paraît sain:
on le respecte. Suites opératoires simples : les douleurs se calment un peu
après l'opération, mais reparaissent bientôt plus vives que jamais, au point
de nécessiter une nouvelle hospitalisation. A ce moment la douleur a son
maximum à droite. A l'examen on sent l'ovaire très douloureux, augmenté
de volume, dans le cul-de-sac droit. Deuxième intervention le 21 octobre :
l'ovaire droit assez volumineux, scléreux avec de petits kystes est enlevé avec
la trompe. Suites simples : guérison définitive le 18 novembre. Ce qui explique notre conduite, c'est que lors de notre première intervention nous
négligeâmes les renseignements fournis par la douleur; trompés que nous
fûmes par le véritable entrecroisement des annexes, de sorte que, en présence d'un ovaire visiblement atteint et d'un autre qui ne présentait aucune
lésion macroscopique, nous incriminâmes le premier et crûmes pouvoir
laisser le deuxième qui après mûr examen paraissait sain: l'événement nous a

point de vue de la fonction de reproduction. Nous conclurons
donc en disant : les succès des opérations partielles proviennent
de ce que ces interventions ont porté sur des organes non sclérosés ; mais dans la sclérose confirmée, elles deviennent insuffi-
santes et dangereuses, parce que sans action sur l'évolution du
processus, elles ne feront que préparer une nouvelle intervention.

Un autre mode d'intervention partielle consiste dans le débri-
dement et la destruction des adhérences avec cautérisation com-
plémentaire des kystes folliculaires. Cette libération des adhérences, défendue déjà par Hadra (1885), Polk (1897), Howitz,
L. Championnière, Terrillon, Doran, aurait donné à Lejars le
beau succès suivant : « Jeune fille, 19 ans, souffre du ventre depuis 3 ans 1/2 : les douleurs occupent la fosse iliaque gauche : elles
augmentent pendant les règles et la marche. Le toucher vaginal
les réveille aussi. L'utérus est normal ; à gauche et très haut, on
sent une sorte de masse diffuse et douloureuse qui paraît corres-
pondre aux annexes. On opère des deux côtés ; les annexes sont
encapuchonnées d'adhérences en nappe qu'on détruit : elles apparaissent alors d'aspect absolument normal : quelques brides
filamenteuses recroquevillent les franges du pavillon tubaire droit
qu'on libère et qu'on étale de nouveau ; tout se borne là et les
douleurs disparaissent. Il s'agit ici d'un cas particulièrement
favorable, mais qui n'appartient pas à la sclérose véritable ; les
sclérosées font facilement des adhérences pelviennes, mais ces
adhérences récidivent avec une extrême facilité après avoir été
sectionnées. En adoptant cette manière de procéder, on abouti-
rait fatalement à la récidive des adhérences. Du reste, ne s'adres-

démontré notre erreur : le processus de sclérose s'étendait à tout l'appareil,
et nous aurions évité à cette femme une prolongation de souffrance et les
ennuis d'une deuxième intervention en faisant d'emblée l'opération radicale,
la seule véritablement justifiée dans des cas semblables.

Ces trois observations nous ont permis de constater la merveilleuse cica-
trisation du péritoine. Les trois malades ont subi l'extirpation d'une trompe
et d'un ovaire, et lors d'une deuxième laparotomie, on voit que la cicatrisa-
tion n'a pas entraîné de raccourcissement du ligament large ; l'utérus est
demeuré médian, et n'est par conséquent nullement tiraillé par la cicatrice ;
en tirant sur lui, on voit se tendre le dôme du ligament large, allant directement de son bord à la paroi pelvienne. Il n'y a pas même de bourrelet au
niveau du pellicule ovarien, aucune adhérence pathologique avec les organes
avoisinants, la séreuse est parfois uniformément lisse. Ceci nous semble
appeler à calmer les craintes de ceux qui considèrent la création d'adhérences
comme un des dangers des interventions sur le péritoine : oui peut-être
on enflamme la séreuse, mais la règle étant l'absence de phénomènes inflammatoires, les adhérences ne se produiront pas.

sant qu'à un des éléments pathogènes des troubles pour lesquels on intervient, les autres continueraient leur action et on aurait fait une intervention inutile.

Parmi les opérations partielles, faites sur la trompe, il faut signaler les procédés dus à Pozzi, qui peuvent se diviser en deux groupes : 1° restauratrices autoplastiques ; 2° salpingostomies et salpingoraphies. Dans les prémières, on enlève la portion de trompe malade et on suture circulairement les deux bouts, établissant ainsi la communication avec l'ovaire ; dans la deuxième on libère les franges du pavillon enflammé, on les refait et on les fixe à l'ovaire.

A titre de curiosité, nous rappellerons que Richelot, Pozzi et Marchant ont obtenu des guérisons de scléroses anciennes par exposition des organes à l'air ; il faudrait ici invoquer le même mécanisme inconnu du reste que pour la guérison de la péritonite tuberculeuse. Citons enfin la résection du sympathique sacré (Jaboulay, janvier 1899) et la dilatation ano-rectale de Poncet (1899) sur lesquelles nous manquons de documents.

Extirpation totale. — La seule véritable thérapeutique chirurgicale de la sclérose confirmée, après échec des différents traitements, que nous avons conseillés, pendant les périodes congestives préparatoires et même au début de la sclérose, c'est l'extirpation totale. Nous sommes en présence d'un appareil subissant la dégénérescence scléreuse qui peut attaquer plus particulièrement un ou plusieurs des organes le composant ; mais n'est sans effet sur aucun d'entre eux. Nous avons vu le danger de la conservation d'un ovaire ou d'une trompe ; la conservation de l'utérus serait inutile. Il faut donc faire l'extirpation totale, et c'est la seule opération que nous conseillons. C'est le cas de répéter ici : il faut ou ne rien faire ou tout enlever. La discussion du procédé de choix (hystérectomie vaginale ou abdominale) ne se pose pas. Les arguments invoqués autrefois pour la voie vaginale par Goodel, Battey, Gaillard-Thomas, Byford, Picqué, Terrillon, Durrhsen, Bonnecase ont aujourd'hui perdu leur importance. L'opération vaginale plus aveugle, exposant à des déchirures ou à des tractions à cause des adhérences possibles, n'a même pas sur l'autre la supériorité de présenter un moindre danger. Par l'abdominale au contraire, on voit bien toute l'étendue des lésions, et surtout après extirpation, on peut refaire une péritonisation parfaite, et ici, ce temps opératoire a une importance considérable, non pas pour protéger la séreuse contre des contaminations, mais parce que celle-ci,

ayant souffert dans les poussées successives a besoin d'être entièrement restaurée pour reprendre son intégrité. La fera-t-on
totale ou subtotale? c'est plutôt ici une question d'habitude
qu'une question d'indications ; car on est dans des conditions
où la conservation d'un petit fragment du col n'expose pas à un
danger ultérieur.

Enfin, dernier détail, la question du drainage sera réservée
selon le cas particulier. Aux interventions exsangues, sans rupture de kyste, sans trace d'infection ligamentaire ou kystique et
sans décollement d'adhérences, correspondra la fermeture sans
drainage. Dans celles où par suite des adhérences, il y a eu cette
tendance particulière aux petits suintements que l'on détermine
dans les interventions faites sur certaines catégories de malades,
dans celles où des contenus kystiques ont pu se répandre dans
le petit bassin, il faudra pendant quelques heures placer un drain
vaginal, véritable soupape de sûreté, qui empêchera la formation
des hématomes, les seuls dangers que l'on pourra rencontrer.

Nous venons d'exposer la conception générale qu'une pratique déjà longue de la gynécologie nous a fait concevoir de la
sclérose utéro-annexielle. On trouvera sans doute dans notre
travail des lacunes et des omissions nombreuses ; nous ne pou-
vions avoir la prétention de tout dire sur un pareil sujet qui
touche à la vie génitale entière de la femme et appartient à la
fois à la pathologie générale et à la chirurgie : notre but était
seulement, après avoir examiné, soigné et opéré de nombreuses
scléreuses, d'exposer le résultat de nos observations et de con-
tribuer ainsi à l'étude et surtout à la prophylaxie d'une affection
sans doute très intéressante, mais qui, malheureusement, par sa
fréquence et les troubles qu'elle entraîne, est une menace pour
la jeunesse de la femme.

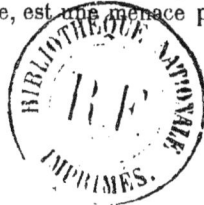

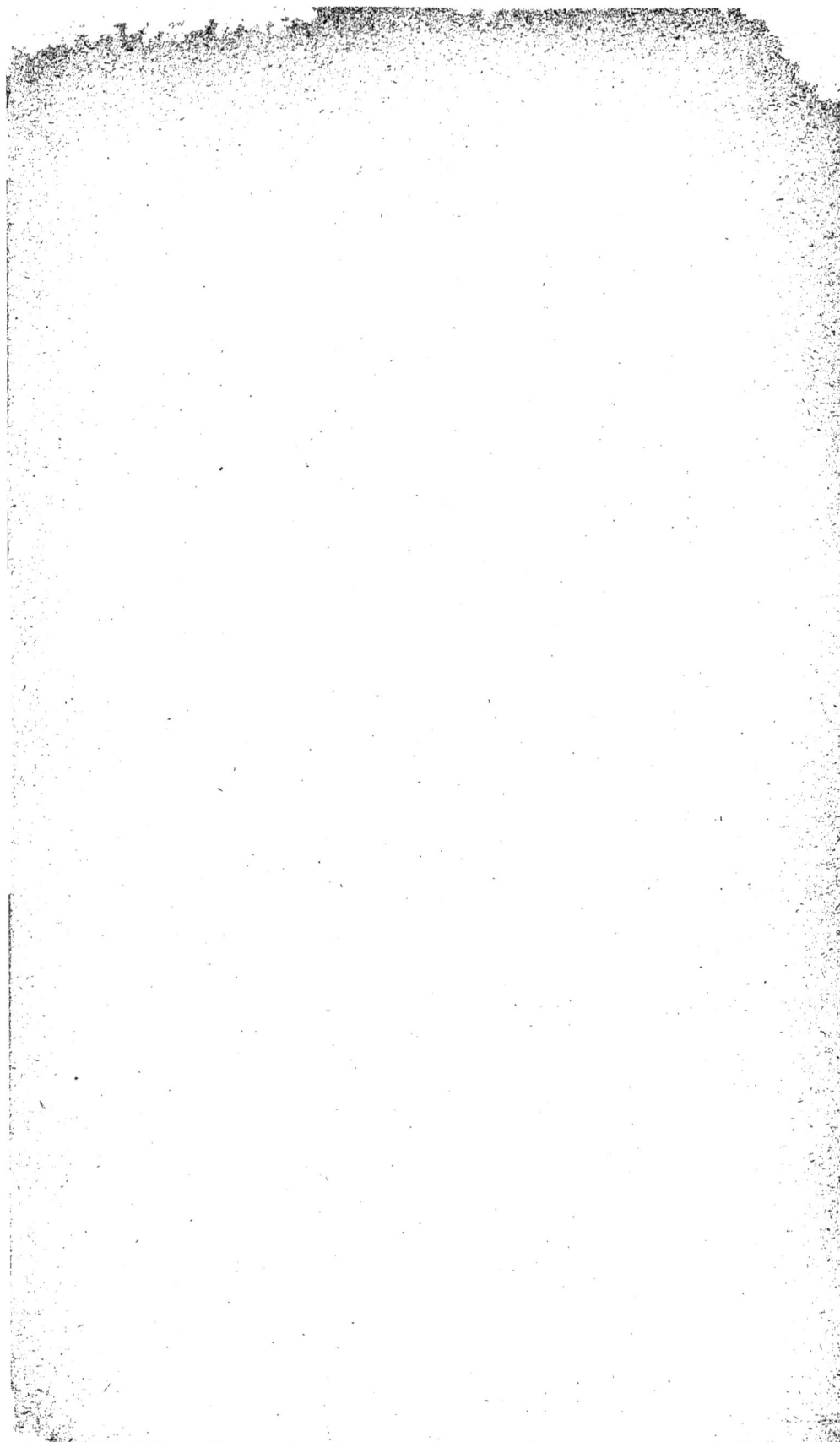

www.ingramcontent.com/pod-product-compliance
Lightning Source LLC
Chambersburg PA
CBHW071235200326
41521CB00009B/1483